北京中医药大学

关于同意引进王洪武主任医师团队的意见

东直门医院：

经 2019 年 1 月 11 日第 124 次党委常委会审议，同意你单位引进王洪武主任医师团队。

特此通知。

北京中医药大学人事处
2019 年 1 月 12 日

北京中医药大学关于同意引进王洪武主任医师团队的意见通知

北京中医药大学
东 直 门 医 院

京中东内〔2020〕35 号

关于北京中医药大学第一临床医学院（东直门医院）呼吸病中心主任、副主任聘任通知

院内各部门：

根据东直门医院工作需要，经 2020 年 5 月 11 日医院党委会研究决定，聘任：

王洪武为呼吸病中心主任。

张立山、班承钧、王志刚、宋福杰、邹珩为呼吸病中心副主任。

特此通知。

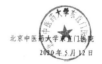

北京中医药大学东直门医院
2020 年 5 月 12 日

北京中医药大学东直门医院　　　　　　2020 年 5 月 12 日印发

北京中医药大学东直门医院关于呼吸病中心主任、副主任聘任通知

北京中医药大学
结 业 证 书

王洪武，男，于 2021 年 3 月 24 日至 2022 年 1 月 29 日参加了北京中医药大学教师发展中心、继续教育学部联合举办的中医理论学习班（基础班及提高班），完成 580 学时线上课程学习，考核合格，准予结业。

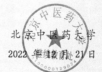

证书编号：2206030119

北京中医药大学
2022 年 12 月 21 日

北京中医药大学结业证书

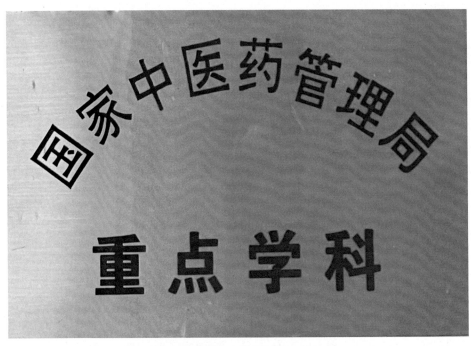

肺病科是国家中医药管理局重点学科

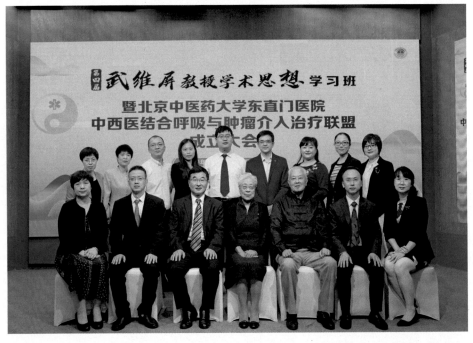

2020 年 9 月 20 日北京中医药大学东直门医院中西医结合呼吸与肿瘤介入治疗联盟在北京成立

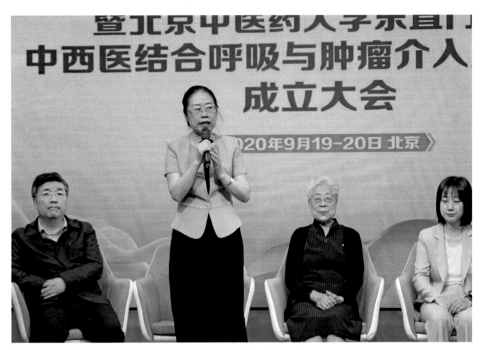

原北京中医药大学谷晓红书记在北京中医药大学东直门医院中西医结合呼吸与肿瘤介入
治疗联盟成立会上讲话

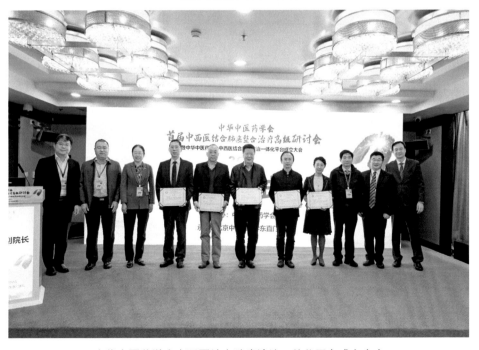

中华中医药学会中西医结合肺癌诊治一体化平台成立大会

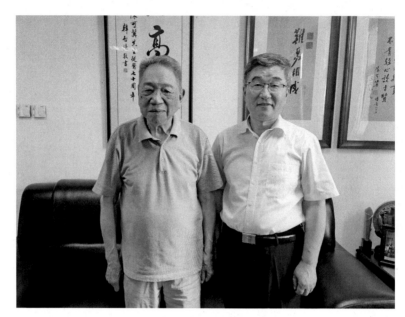

王洪武教授与陈可冀院士合影

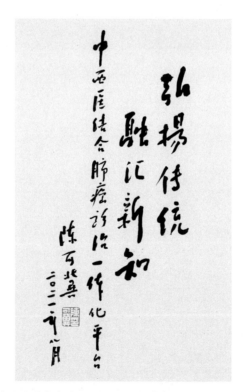

陈可冀院士为中西医结合肺癌诊治一体化平台题词

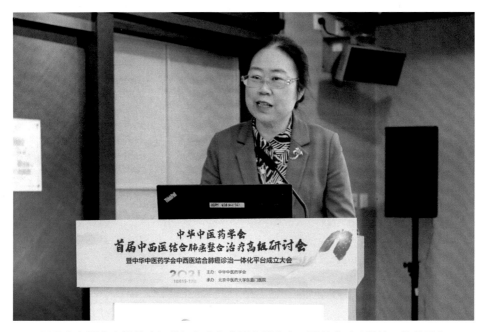

原北京中医药大学谷晓红书记在中华中医药学会中西医结合肺癌诊治一体化平台
成立大会上授课

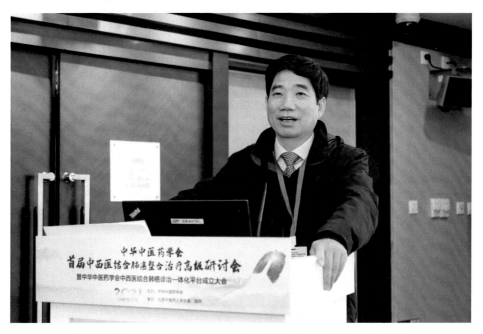

北京中医药大学徐安龙校长在中华中医药学会中西医结合肺癌诊治
一体化平台成立大会上致辞

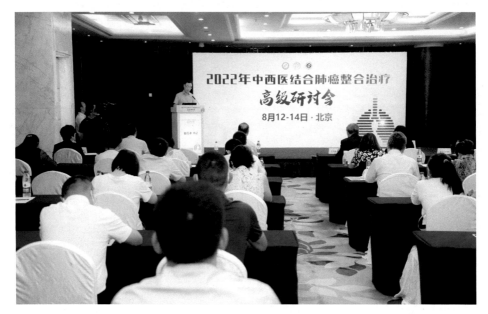

东直门医院赵百孝书记参加 2022 年中西医结合肺癌整合治疗高级研讨会开幕式

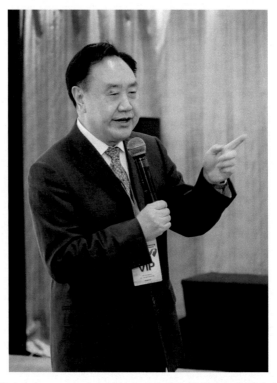

樊代明院士在 2022 年中西医结合肺癌整合治疗高级研讨会上发言

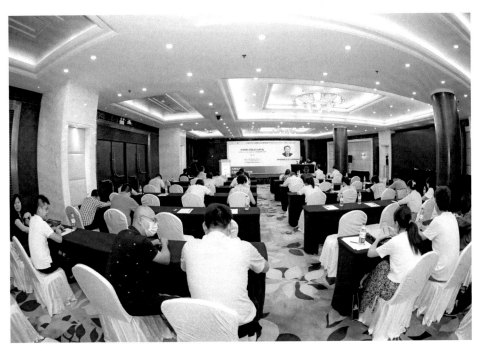

程京院士在 2022 年中西医结合肺癌整合治疗高级研讨会上授课

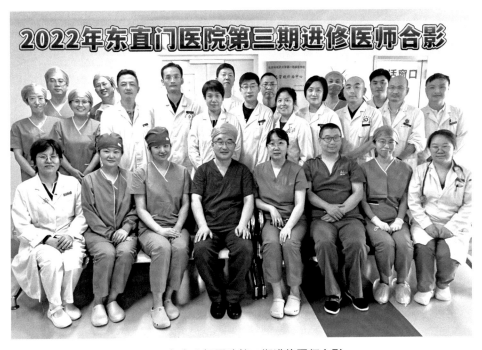

2022 年东直门医院第三期进修医师合影

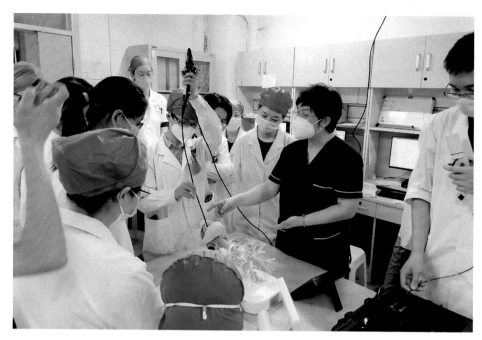

呼吸科于维霞主任对研究生进行支气管镜手把手培训

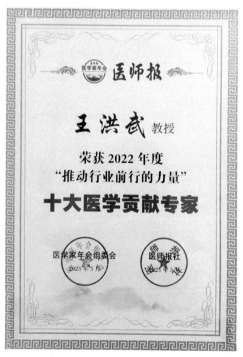

王洪武教授荣获2022年度"推动行业前行的力量"十大医学贡献专家

中国医学临床百家

王洪武 / 著

支气管镜介入治疗

王洪武 2023 观点

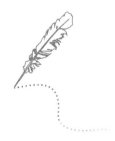

科学技术文献出版社
SCIENTIFIC AND TECHNICAL DOCUMENTATION PRESS
·北京·

图书在版编目（CIP）数据

支气管镜介入治疗王洪武2023观点 / 王洪武著. —北京：科学技术文献出版社，2023.4（2024.12重印）

ISBN 978-7-5235-0108-5

Ⅰ.①支…　Ⅱ.①王…　Ⅲ.①气管镜—应用—呼吸系统疾病—介入性治疗　Ⅳ.① R560.5

中国国家版本馆 CIP 数据核字（2023）第 049424 号

支气管镜介入治疗王洪武2023观点

策划编辑：帅莎莎　　责任编辑：帅莎莎　　责任校对：王瑞瑞　　责任出版：张志平

出　版　者	科学技术文献出版社
地　　　址	北京市复兴路15号　　邮编　100038
编　务　部	（010）58882938，58882087（传真）
发　行　部	（010）58882868，58882870（传真）
邮　购　部	（010）58882873
官 方 网 址	www.stdp.com.cn
发　行　者	科学技术文献出版社发行　全国各地新华书店经销
印　刷　者	北京虎彩文化传播有限公司
版　　　次	2023 年 4 月第 1 版　2024 年 12 月第 3 次印刷
开　　　本	710×1000　1/16
字　　　数	166千
印　　　张	18.75　彩插12面
书　　　号	ISBN 978-7-5235-0108-5
定　　　价	128.00元

序
Preface

韩启德

　　欧洲文艺复兴后，以维萨利发表《人体构造》为标志，现代医学不断发展，特别是从19世纪末开始，随着科学技术成果大量应用于医学，现代医学发展日新月异，发生了根本性的变化。

　　在过去的一个世纪里，我国现代化进程加快，现代医学也急起直追。但由于启程晚，经济社会发展落后，在相当长的时期里，我国的现代医学远远落后于发达国家。记得20世纪50年代，我虽然生活在上海这个最发达的城市里，但是母亲做子宫切除术还要到全市最高级的医院才能完成；我患猩红热继发严重风湿性心包炎，只在最严重昏迷时用过一点青霉素。20世纪60—70年代，我从上海第一医学院毕业后到陕西农村基层工作，在很多时候还只能靠"一根针，一把草"治病。但是改革开放仅仅30多年，我国现代医学的发展水平已经接近发达国家。可以说，世界上所有先进的诊疗方法，中国的医生都能做，有的还做得更好。更为可喜的是，近年来我国医学界开始取得越来越多的原创性成果，在某些点上已经处于世界领先地位。中国医生已经不再盲从发达国家的疾病诊疗指南，而能根据我们自己的经验和发现，根据我国自己的实际情况制定临床标准和规范。我们越来越有自己的东西了。

要把我们"自己的东西"扩展开来，要获得越来越多"自己的东西"，就必须加强学术交流。我们一直非常重视与国外的学术交流，第一时间掌握国外学术动向，越来越多地参与国际学术会议，有了"自己的东西"也总是要在国外著名刊物去发表。但与此同时，我们更需要重视国内的学术交流，第一时间把自己的创新成果和可贵的经验传播给国内同行，不仅为加强学术互动，促进学术发展，更为学术成果的推广和应用，推动我国医学事业发展。

我国医学发展很不平衡，经济发达地区与落后地区之间差别巨大，先进医疗技术往往只有在大城市、大医院才能开展。在这种情况下，更需要采取有效方式，把现代医学的最新进展及我国自己的研究成果和先进经验广泛传播开去。

基于以上考虑，科学技术文献出版社精心策划出版《中国医学临床百家》丛书。每本书涵盖一种或一类疾病，由该疾病领域领军专家撰写，重点介绍学术发展历史和最新研究进展，并提供具体临床实践指导。临床疾病上千种，丛书拟以每年百种以上规模持续出版，高时效性地整体展示我国临床研究和实践的最高水平，不能不说是一个重大和艰难的任务。

我浏览了丛书中已经完稿的几本书，感觉都写得很好，既全面阐述了有关疾病的基本知识及其来龙去脉，又介绍了疾病的最新进展，包括笔者本人及其团队的创新性观点和临床经验，学风严谨，内容深入浅出。相信每一本都保持这样质量的书定会受到医学界的欢迎，成为我国又一项成功的优秀出版工程。

《中国医学临床百家》丛书出版工程的启动，是我国现代医学百年进步的标志，也必将对我国临床医学发展起到积

极的推动作用。衷心希望《中国医学临床百家》丛书的出版

取得圆满成功!

是为序。

2016 年作于北京

作者简介
Author introduction

　　王洪武，博士，教授，主任医师，享受国务院政府特殊津贴。现任北京中医药大学东直门医院呼吸病中心主任，博士后合作导师及博士研究生、硕士研究生导师。

　　社会兼职：国际冷冻协会执行常务委员，亚洲冷冻治疗学会主席，中华医学会结核病学分会呼吸内镜介入专业委员会主任委员，世界中医药学会联合会肿瘤外治法专业委员会副主席，中国水利电力医学科学技术学会高原医学分会副会长兼呼吸及肿瘤介入治疗分会主任委员，中华人民共和国国家卫生健康委员会呼吸内镜专家委员会委员，中国抗癌协会肿瘤光动力治疗专业委员会前任主任委员，北京抗癌协会介入治疗委员会副主任委员，北京激光学会副主任委员，北京医学会呼吸病学分会常务委员。

　　从事呼吸系统疾病及肿瘤临床工作38年，连续三届被评为"全国十佳呼吸介入治疗专家"。曾获"全国优秀呼吸医师"称号。

　　首次提出肺脏介入医学体系的"123"创新理论：①建立一套完整的现代介入治疗体系；②倡导双靶区治疗理念；③遵循"三定"原则，采取适宜治疗方案。

在国内较早地提出肺脏介入医学体系应包括呼吸内镜技术和影像引导下的经皮穿刺和血管介入治疗技术，这一理念得到国内外专家的认同。在国内医院较早地建立了专用的气管镜手术室、CT介入治疗室和导管室。培养了多支强大的治疗团队，可开展各种内镜及腔镜下的诊治技术。在国内最早成立呼吸道梗阻急诊抢救绿色通路。还可开展氩氦刀、射频、放疗粒子植入、化疗粒子植入和血管介入等多项技术。

最早提出诊断中央型气道病变的"六定"法则——"854321"：定区（八分区方法）、定级（气道狭窄的五定级方法）、定型（气道病变的四分型方法）、定位（气道病变的三定位方法）、定性（病理二定性：良性，恶性）、定期（疾病的分期）。

创新应用"王氏硬质镜插入法"，可在5秒内快速插入硬质镜，大大简化了操作流程，为患者抢救赢得了时间，现已在全国推广应用。提出硬质镜"555"操作流程：5分钟麻醉好，5秒内插入硬质镜，手术结束5分钟拔管，为加速康复支气管镜（enhanced recovery after bronchoscopy，ERAB）打好基础，为规范和推广呼吸内镜介入治疗做出巨大贡献。

对于晚期肺癌，在国际上首次提出多域整合治疗理念——"54321"。"5"是指五兵种联合作战，包括"海陆空、信息化部队及太空部队"，"4"是"四维一体"的治疗方案，

"3"是三分层治疗原则，"2"是双靶区治疗，"1"是肺癌的一体化管理。

多年来王洪武教授特别注重对学生的培养，除每季度接受一期来自全国各地的进修医护人员外，还定期举办高级研修班、手把手培训班等，为国家培养了大量呼吸介入人才，在这次防控新型冠状病毒感染（corona virus disease 2019，COVID-19）的战"疫"中，许多学员都发挥了重要作用。

2020年5月，王洪武教授被北京中医药大学以特殊人才引进到东直门医院，成立了呼吸病中心并担任主任。同年9月，王洪武教授联合首都国医名师武维屏教授成立了北京中医药大学东直门医院中西医结合呼吸与肿瘤介入治疗联盟。2021年，王洪武教授与程京院士联合在中华中医药学会成立中西医结合肺癌诊治一体化平台，担任主任委员，进一步促进中西医的深度融合、创新发展。

2022年6月，王洪武教授又被选为中华医学会结核病学分会第十八届呼吸内镜介入专业委员会主任委员，携手北京胸科医院的丁卫民教授，担负起全国结核领域呼吸介入治疗的统领工作。

近两年王洪武教授又先后担任国际冷冻协会执行常务委员，亚洲冷冻治疗学会主席，积极推广冷冻治疗在临床的应用，为中国冷冻技术走向世界做出了积极贡献。

2023 年 3 月 24 日王洪武教授在"第八届医学家年会"上荣获 2022 年度"推动行业前行的力量"十大医学贡献专家。

近年来王洪武教授获部属医疗成果一等奖 2 项、二等奖 8 项，发表论文 290 余篇，主持编写了 5 个专家共识；主编专著 30 部，参编专著 26 部，获发明专利 30 项；获部属课题 4 项，基金课题 4 项，院内课题 10 余项。

前言
Foreword

21 世纪是技术飞速发展的时代，现在支气管镜技术已远超当年我们用气管镜所能窥见的范围，内镜超声技术已扩展到大气道周围与肺周边病变，导航技术也可以涵盖肺内所有病变，我将其形容为陆（大气道）—天（大气道周围）—空（肺内）一体化，同时也从诊断技术向治疗技术拓展。

我国呼吸介入治疗经过近 20 年的发展，已从学步、跟跑到齐跑阶段，某些技术已经处于领跑水平。近几年，我致力于呼吸介入治疗技术的标准化、规范化推广，提出了许多新的理念，受到同人的认可。本书系统阐述了中央型气道疾病诊断的"六定"法则——"854321"和晚期肺癌治疗的多域整合治疗策略——"54321"；并对"王氏硬质镜插入法"、激光蚀刻技术等附以视频，便于读者参考。

随着肺脏介入技术的发展，单一技术已经不能满足临床需求，多技术整合治疗（multiple technology therapies, MTT）才能充分体现以人为本的治疗理念。实践告诉我们，只有掌握了这些理论体系，才能真正成为介入治疗专家。

目前新技术日新月异，新的方法也不断涌现。当我们还在憧憬5G时代到来时，6G已摆在我们面前。人工智能（artificial intelligence，AI）、远程医疗、区块链技术、互联网＋医疗、物联网＋医疗、视联网＋医疗、元宇宙，已经为传统医疗带来革命性的发展和变化。分子靶向治疗、免疫治疗、干细胞治疗等也对传统的手术、放疗、化疗带来了颠覆性的改变。快速诊断平台（rapid on-oite evaluation，ROSE）和二代测序技术（next-generation sequencing，NGS）也将使诊断和治疗进入"读秒"时代。

患者的需求就是我们技术发展的动力和源泉。呼吸介入治疗要有大的发展，一定要博采众长，吸纳最新的理念和技术，只有不断创新才能驾驭未来。

感谢我的同事们和学生们都积极参与了本书的编写，这也是集体智慧的结晶。

王洪武

目 录

Contents

目录 013

启航新征程，开创中西医结合新局面

北京中医药大学东直门医院（简称东直门医院）创办于
1958 年，是国家"211 工程""985 工程优势学科创新平台"和国
家"双一流"建设高等中医药院校附属医院，是集医疗、教学、
科研于一体的大型综合性三级甲等中医医院，是国家中医医学中
心、国家中医临床研究基地、国家食品药品监督管理局认定的国
家药物临床试验机构，是世界卫生组织中医适宜技术项目培训基
地。多年来我深深热爱中医药，对东直门医院也仰慕已久。

2011 年，时任东直门医院院长的王耀献教授（现任北京中
药大学副校长）亲自向我抛出橄榄枝，希望我能到东直门医院任
职，但当时由于各方面原因，未能成行。2019 年初，我终于下
定决心，毅然辞去应急总医院副院长职务，北京中医药大学人事
处批示同意东直门医院引进我的团队，同时受邀的还有胡大一教
授的团队，这是首次以大学的名义引进两个专家团队。我的初衷

就是希望把我掌握的先进技术引进到中医系统，真正实现中西医融合，贯彻落实习近平总书记提出的"中西医结合，中西医并重"的指示精神。

又经过 1 年多的努力，应急总医院也终于同意我调离，感谢院领导对我的理解和支持，但前提是不能带走太多骨干医师。最后，只有邹珩副主任医师跟我踏上了第三次"创业"之路。

感谢北京中医药大学谷晓红书记和徐安龙校长的厚爱，也感谢东直门医院王显院长、叶永安书记和人事处常静玲处长的积极推动，我于 2020 年 5 月初到东直门医院报到。2020 年 5 月 12 日，东直门医院宣布成立呼吸病中心，任命我为呼吸病中心主任，武维屏教授为呼吸病中心名誉主任，张立山、班承钧、王志刚、宋福杰、邹珩为呼吸病中心副主任。自此，我又披挂上阵，开始了中西医结合的新征程，由一名纯西医医师，成为一名中西医结合医师，经过 1 年多的系统学习，顺利拿到了结业证书。

中医肺病学科是东直门医院重点科室之一，是国家中医药管理局 2001 年首批重点学科。在学科带头人武维屏教授的带领下，肺病科不断发展，是北京中医药薪火传承"3+3"工程武维屏名医传承工作站建设单位，教育部重点学科中医内科学的重要部分。

呼吸病中心由肺病科、胸外科及重症监护室组成，下设 6 个病区，分别位于东城院区和通州院区。呼吸病中心成立后，开始了呼吸系统疾病中西医结合防治的新征途，将先进的呼吸介入技术、深厚的中医内涵与底蕴、有力的急诊救治保障有机融合，形成了全国独有的中西医结合诊治肺系疾病一体化平台。在近 3 年的时间里，造福了无数患者、发挥了巨大的学术影响力、将优质医疗资源辐射全国。现在，又拓展了东直门医院厦门院区和洛阳院区，并担任了两个院区呼吸科的双聘主任，专科队伍不断壮大，肩上的担子更重了。

中医主攻方向为支气管哮喘、慢性阻塞性肺疾病（chronic obstructive pulmonary disease，COPD）、肺间质纤维化和肺部感染性疾病，已形成具有本科独特的理论体系和治疗方法。武维屏教授从肝论治肺部疾病的学术思想影响了一大批人，其在支气管哮喘和 COPD 的气虚血瘀痰阻病机、肺间质纤维化的肺肾两虚、痰瘀互阻机理，以及胸内结节病的诊治规范等方面取得了很大的成果，研制出多种不同剂型的中药制剂，总结出系列的诊疗规范，积累了丰富的临床经验，培养了大批人才。

西医主攻方向是呼吸介入治疗。已在两个院区建立起两支队伍：呼吸内镜介入治疗团队和影像引导下的介入治疗团队。现已开展呼吸内镜的各种介入治疗，如氩等离子体凝固术（argon-plasma coagulation，APC）、激光、冷冻、光动力治疗（photodynamic therapy，PDT）、内支架置入、硬质镜等；在 CT 引导下可开展氩氦刀、射频、微波及血管介入等治疗。呼吸病中心是目前全国中医系统开展呼吸介入治疗方法最多、病种最多的科室之一。

更为关键的是，东直门医院呼吸病中心以 2 年多的时间打造了一支多域联合作战部队：中医为太空部队、呼吸介入团队为陆军、影像引导介入团队为海军及空军、胸外科及 ICU 和麻醉科为战略支援部队，形成了"协同作战，多位一体"的理论体系并付诸临床实践。在这个体系下，中医药成为先进技术开展的根基，呼吸介入技术为中医药理论的创新插上了翅膀。中西医专家联合查房，服务了许多呼吸道肿瘤、不明原因感染、气管食管瘘、支气管胸膜瘘、良恶性气道狭窄等一系列疑难复杂疾病患者，并形成了一套新的中西医结合理论体系。

呼吸病中心创新性的将中医名家学术思想传承、疑难复杂疾病的中西医诊治、先进技术的实践与教学等融会贯通，先后举办了第四届武维屏教授学术思想学习班暨北京中医药大学东直门医院中西医结合呼吸与肿瘤介入治疗联盟成立大会（2020 年）、中华中医药学会首届中西医结合肺癌整合治疗高级研讨会暨中西医结合肺癌诊治一体化平台成立大会（2021 年）、中西医结合防治呼吸系统疾病研究新进展暨武维屏教授行医 50 周年学术经验交流会（2021 年）、2022 年中西医结合肺癌整合治疗高级研讨会（2022 年）等一系列重要学术传承交流会议，樊代明院士、程京院士、田金洲院士、谷晓红书记及中华医学会的众多呼吸界大咖都参加了会议并授课，超过 500 万人进行了线上学习。也吸引了全国各地呼吸介入的同行们前来进修学习。同时，呼吸科从研究生抓起，手把手进行支气管镜培训，取得非常好的效果。

还在 2021 年成立了中国水利电力医学科学技术学会高原医学分会呼吸及肿瘤介入治疗分会。同时，我还举办了面向全国的手把手支气管镜学习班、经皮肺穿刺培训班等项目，使全国各地的呼吸介入医师能够将先进的技术带到工作岗位，根植临床，服务于人民健康事业。

呼吸病中心成立近 3 年以来，我带领科室人员组建了多个科研小组，包括肺结节、支气管残端瘘、肿瘤 PDT、呼吸道 - 消化道瘘、良性气道狭窄、肿瘤消融、恶性气道肿瘤等。我要求大家以科研的思维指导临床，在完成临床工作的同时，通过科研总结提升临床治疗效率，并与北京零研科技公司合作，举办了临床科研培训班，让大家掌握科研思路，及时总结经验，发表文章、申报科研课题及科技成果。

呼吸病中心成立以来，申报中华中医药学会青年人才托举工程项目提名 2 项，在研市级课题 1 项，参与国家重点研发计划项目 1 项，在研国家自然科学基金面上项目 5 项，在研校级课题 4 项，发表中文核心期刊文章 44 篇，被 SCI 收录英文文章 5 篇，荣获中华中医药学会三等奖 1 项，取得了多项重要科研成效。

呼吸病中心还参与了包括中国工程院战略研究与咨询项

目——中西医结合肺结节协同诊疗方案在内的多项重大课题，同樊代明院士、陈可冀院士、程京院士、田金洲院士等著名科学家紧密合作，稳步开展各项科研工作。

在短短 3 年的时间里，东直门医院呼吸病中心取得了令人瞩目的成绩。一个成功的学术平台的打造，离不开上级领导的支持，离不开学术带头人的积极努力，更离不开科室同仁的鼎力相助，当然，国内外同行的肯定和患者的认可也缺一不可。

呼吸病中心自成立伊始，即得到院领导的高度重视和支持，在短时间内配置了亟须的各种设备，使各项技术很快开展起来。得益于良好的医学基础，科室同仁进入比、帮、赶、超的学术氛围，有的中医医师掌握了支气管镜，有的掌握了经皮穿刺技术和血管介入技术，真正做到了中西医深度融合，科室的学术地位不断提高，全国各地的患者也纷至沓来。

在做好本院工作的同时，我还注重国内外学术交流，也得到了国内外同行的认可，近两年陆续担任了国际冷冻协会执行常务委员、亚洲冷冻治疗学会主席、中国抗癌协会肿瘤光动力治疗专业委员会主任委员、中华医学会结核病学分会呼吸内镜介入专业委员会主任委员等职务，并培养了多名博士后研究人员、博士研究生和硕士研究生等，力争在学术研究方面取得更大成就。

（王洪武）

中国支气管镜介入治疗现状及进展

1897 年，有"支气管镜之父"之称的德国耳鼻喉专家古斯塔夫·凯伦（Gustav Killian）首先报道了用食管镜为一名青年男性取出气管内的骨性异物，开创了硬质气管镜介入治疗的先河。随后支气管镜的发展经历了传统硬质支气管镜、纤维支气管镜、电子支气管镜和机器人支气管镜 4 个阶段。

1. 我国支气管镜介入治疗的发展历史

支气管镜技术在我国自 1954 年开展以来，已有 69 年的历史。1992 年的一项全国性调查结果表明，国内拥有 600 张床位以上的综合医院已全部开展了支气管镜检查和治疗，拥有 300 张床位以上的医院也已有约 81.5% 开展了纤维支气管镜检查。1994 年 6 月第一届全国纤维支气管镜学术大会在天津召开，2000 年 3 月中华医学会支气管镜学组在《中华结核和呼吸杂志》发表了《纤维支气管镜（可弯曲支气管镜）临床应用指南（草案）》。2002 年在上海进行的可弯曲支气管镜（包括纤维支气管镜和电子支气管镜）应用的调查结果发现，2001 年国内二级以上医院普遍开展的支气管镜诊疗项目总数已达 14 项。2002 年，欧洲呼吸病学会（European Respiratory Society，ERS）和美国胸科学会（American Thoracic Society，ATS）提出了"介入肺脏病学"的概念，将其定义为"是一门涉及呼吸病侵入性诊断和治疗操作的医学科学和艺术"，该学科以支气管镜为主要工具，涉及呼吸科、胸外科、麻醉科等临床多学科。从此开启了支气管镜介入治疗的新篇章，在呼吸界涌现出一批致力于发展支气管镜介入事业的领军人物。笔者自 2012 年 1—12 月调查了全国 54 家医院（其中三甲医院 43 家），74.1% 的医院有单独的气管镜室（部分为医院公用的内镜室），不仅绝大多数医院有多条纤维支气管镜，96% 的医院还拥有平均 5.5 条电子支气管镜，且 80% 以上的医院已经开展 APC、球囊导管扩张、高频电刀、冷冻、镜下药物注射和内支架置入等技术。

硬质支气管镜（rigid bronchoscopy，RB），简称硬质镜，起源于欧洲，自 1965 年可弯曲支气管镜问世后，RB 应用逐渐减少。但由于近年来支气管镜介入技术的发展，RB 又重新受到人们的重视。我国 RB 技术开展较晚，2012 年的调查显示，我国虽然 RB 拥有率为 40.7%，但使用频率极低，平均每家医院每年操作不到 15 例。笔者采用王氏硬质镜插入法（软镜引导下插入硬质支气管镜），5 秒内可快速插入硬质镜，这种操作简单、快速，大大拓宽了硬质镜的适应证，使高位气道梗阻不再是使用硬质镜的禁忌证，如下咽癌、喉癌、甲状腺癌气管侵犯及其他声门下肿瘤和狭窄，均在硬质镜下成功进行了介入治疗。笔者还在硬质镜铲切、电圈套器、导航支气管镜等应用方面积累了丰富的经验。自 2014 年 3 月 Dumon 气道硅酮支架获准进入中国，很多国内大型呼吸内镜中心开展了硬质支气管镜并进行了相关操作，2018 年国内出现了"硬质支气管镜热"的局面。2022 年，笔者发表了《硬质支气管镜临床应用专家共识》，得到同行的认可。

2. 我国支气管镜介入治疗的现状

2011 年中华医学会呼吸病学分会成立介入呼吸病学组，之后中国医师协会呼吸医师分会介入呼吸病学工作委员会、中国抗癌协会肿瘤光动力治疗专业委员会等协会成立。这些协会的成立对支气管镜介入技术的普及、推广起到了重要的作用。目前支气管镜介入治疗技术在三级甲等医院中的应用率达 100%，在二级甲等医院中亦可达到 50%。

支气管镜介入专家为规范该项技术，共同制定及发表了很多操作规范、专家共识等。主要有《良性中心气道狭窄经支气管镜介入诊治专家共识》《恶性中心气道狭窄经支气管镜介入诊疗专家共识》《继发性气道—消化道瘘介入诊治专家共识》《支气管镜诊疗操作相关大出血的预防和救治专家共识》《经支气管冷冻活检技术临床应用专家共识（2019）》《成人诊断性可弯曲支气管镜检查术应用指南（2019年版）》等。

由于支气管镜介入治疗临床操作难度逐渐增大，很多治疗项目在局部麻醉下很难耐受，全身麻醉下的"无痛"支气管镜也在全国逐渐兴起。同时，RB的开展也需要麻醉科医师全面配合。因此，2014年由中华医学会麻醉学分会发表了《（支）气管镜诊疗镇静/麻醉的专家共识（2014）》。目前我国全身麻醉支气管镜技术已在大多数三甲医院应用。

国内支气管镜技术的快速发展，除了国内同行的积极努力，还得益于国际知名专家的支持，如美国的王国本教授、德国的Felix Herth教授和Familie Freitag教授、日本的坂英雄教授和出云雄大教授等都经常往返中国，为我们带来了最新的知识，并给中国同行提供机会出国参观学习。

既往支气管镜介入治疗主要用于中央型气道（陆路），自从导航技术及超声内镜（endobronchial ultrasound，EBUS）问世以来，支气管镜也用于气道周围淋巴结或病变的诊断及治疗（空路）。近年来随着导航技术和介入技术的发展，支气管镜也越来越多地用于周围型肺病变的诊断和治疗（天路）。现代支气管镜介入治疗可以做到气道及肺内病变全方位兼顾，无一漏网。

（1）支气管镜介入治疗在中心型气道病变中的应用

对中心型气道疾病的诊断，笔者提出了"六定法则"（854321）：定区、定级、定型、定位、定性及定期。

随着介入肺脏医学技术在我国的迅速发展和广泛应用，选择适当的介入治疗技术可使气道狭窄得到明显改善。病变的性质不同，采用的治疗方法亦不同。针对中央型气道狭窄的支气管介入治疗方法如下。

1）良性中央型气道狭窄

目前经支气管镜介入治疗良性气道狭窄的方法主要是通过热消融、冷冻及机械扩张（球囊、RB前端斜面）的方法解除气道狭窄。对气道狭窄的处理原则是用对气道尽可能小的损伤来迅速解除气道狭窄，防止因治疗造成局部肉芽组织增生，继而使气道狭窄进一步加重，形成恶性循环，最终导致治疗失败。

①经支气管镜球囊扩张术

经支气管镜球囊扩张术是借助导丝将球囊放置于气道狭窄处，通过高压枪泵向球囊内注水使球囊扩张并维持高压状态，使气管产生向外的张力，从而使管腔扩大。其造成的气道壁出现的纵向细小裂口被纤维组织填充，进而使管腔持续扩张而达到治疗目的，主要用于良性纤维性气道狭窄，如支气管结核导致的瘢痕狭窄、医源性气道狭窄、长期支气管异物刺激所致的增生性狭窄、支气管挫伤后修复性狭窄等。

球囊扩张是治疗瘢痕性气道狭窄的最主要技术，治疗的优势是其治疗后无明显的狭窄段延长；狭窄复发时再狭窄的程度比热消融治疗后轻得多；有利于维持气道通畅的疗效。对于形成时间较长、韧性很强的瘢痕，可先用针形电刀进行切割以松解瘢痕，然后再行球囊扩张治疗，同时结合冷冻冻融，以延缓伤口愈合，减少瘢痕形成。

刘彤喵报道 86 例良性中心气道狭窄患者实行高压球囊扩张术，扩张后气管狭窄段直径较前均有增大，FEV_1 较扩张前增加，气促评分较前亦明显降低。随访 6 ～ 24 个月，远期疗效高达 90%，且无严重并发症的发生。研究表明支气管镜球囊扩张术治疗良性中心气道狭窄的效果较好，并发症较少，可单独或联合其他治疗方法使用。

②热烧灼治疗

热烧灼治疗主要包括 APC、微波、激光、高频电刀等技术。在中央型良性气道狭窄中，热烧灼治疗主要用于良性肿物的切除术，常使用电圈套器。由于热烧灼可刺激局部支气管镜黏膜肉芽增生，因此，对气道纤维性狭窄及肉芽增生等病变不建议使用 APC 等会造成较大范围黏膜损伤的工具，但可使用针形电刀、激光等切割瘢痕。

③冷冻治疗

冷冻技术应用于治疗气道病变已有 40 余年的历史，可以分为冻融和冻切两种方式。将冷冻探头的金属部分放在病灶表面或内部持续冷冻 1 ～ 3 分钟后解除冷冻，使组织自然解冻，这个过程称之为冻融。主要用于气道瘢痕或肉芽肿性狭窄的治疗。冻切则为在冷冻未完全溶解前迅速回拉探头，"撕脱"切除肿物。此方法适用于气管支气管阻塞性病变，包括气道内良 / 恶性肿瘤、异物、凝血块、坏死组织等。

④气管内支架置入

气管内支架置入是一种缓解中心气道狭窄快速有效的治疗方法。根据支架制作材料可分为金属支架（覆膜或不覆膜）、硅酮支架。支架在良性气道狭窄中的应用主要见于复杂性气道狭窄。另外，部分气道软化患者需放置气管支架。在良性气道狭窄中，推荐放置可回收支架，金属裸支架仅在紧急抢救、无其他治疗方法时暂时使用，且应尽快取出。

笔者系统观察了支架置入后不同时期发生的并发症，如分泌物潴留、炎性反应、肉芽组织增生等，并制定了量化判断标准，强调要及时处理这些并发症，并认为支架不是一劳永逸的，发生严重并发症或支架任务完成后应及时将支架取出。并多次强调，要严格掌握支架适应证，特别是对良性气道狭窄，严禁放置金属裸支架。

笔者回顾性分析了应急总医院 207 例医源性良性气道再狭窄患者，其中气管插管 83 例，气管切开 124 例。采用球囊导管扩张、CO_2 冷冻等综合治疗方法。结果发现，83 例气管插管置管时间为（12.7±1.3）日，拔管后（30.3±4.1）日发生再狭窄；124例气管切开患者分别为（100.0±23.8）日和（73.2±12.8）日。气管插管组累及气管Ⅰ区占87.7%，气管切开组累及气管Ⅰ区和Ⅱ区分别为63.7%、44.4%。气管插管组以瘢痕为主（57.9%），而气管切开组发生瘢痕和肉芽肿的百分比相似。气管插管组的气管狭窄形态以圆形为主（57.9%），不规则形占10.5%，而气管切开组分别为29.8%和41.1%，还有6例（4.8%）完全闭塞。气管插管组的支气管镜治疗次数为（8.7±1.0）次，治愈时间为（4.0±0.4）个月，治愈率为89.5%；气管切开组分别为（6.7±0.5）次、（4.7±0.4）个月和72.6%。RB在气管切开组比气管插管组使用率高。冷冻在两组中使用频率最高，分别达56.9%和49.9%；球囊导管扩张在气管插管组使用率达47.2%。气管插管组近一半采用了球囊扩张术，约1/3采用了球囊扩张加冷冻术，取得了令人满意的疗效。狭窄处的病灶只要恢复到正常管径70%以上，即可维持正常生活，不必复原到正常水平。对于瘢痕狭窄单纯用球囊扩张恐难以达到治愈效果，需反复进行。对比较厚的瘢痕可采用RB扩张加旋切的方法，或用电切针将瘢痕切除，若仍无效，则放置硅酮支架，此方法被认为是治疗良性气道狭窄最好的选择。结果表明，支气管镜介入治疗在气管切开/气管插管后再狭窄的治疗中可发挥重要作用，冷冻和球囊导管扩张治疗是两种重要的治疗方法。

2）恶性中央型气道狭窄

对于晚期肺癌，笔者在国际上首次提出多域整合治疗理念——"54321"。5 是指五兵种联合作战，包括"海陆空、信息化部队及太空部队"，4 是"四维一体"的治疗方案，3 是三分层治疗原则，2 是双靶区治疗，1 是肺癌的一体化管理。这一理念同样适应于恶性气道肿瘤的治疗。

经支气管镜介入治疗恶性中央型气道狭窄的方法主要是通过热消融（激光、电刀、APC 等）、冷消融（冻融或冻切）、机械性切除（硬质镜铲除术）和气道扩张（支架置入或 RB 扩张）技术，这些操作的目的是快速达到通畅气道、改善通气和防止窒息的作用。对于肿瘤基底部，可经支气管镜进行局部抗肿瘤治疗，抑制肿瘤生长，这对部分气道近端、窄基底的低度恶性肿瘤可达到根治效果。对富血管的肿瘤，宜先行支气管动脉介入治疗。

对于气道狭窄＞50%、有呼吸困难、咯血等症状者需积极行支气管镜检查及进一步介入治疗。根据病变类型，腔内性病变可通过支气管镜行削瘤术治疗；伴有（或仅有）外压性狭窄者必要时可行内支架置入术治疗；管壁型及混合型病变可行削瘤术或支架置入术治疗。

针对肿瘤基底部的支气管镜介入治疗方法如下。

①局部药物注射

局部药物注射，是指将药物直接注射到局部病变部位，由于病变的局部药物浓度较高，可以起到较快的治疗效果的一种治疗方法，经支气管镜药物注射就是组织间给药的一种。恶性气道病变常用的药物：a. 化疗药物。顺铂 10 ～ 20 mg、洛铂 10 ～ 20 mg、丝裂霉素 1 ～ 2 mg、吉西他滨 1 g 等。b. 血管内皮抑制剂。重组人血管内皮抑制素注射液 15 ～ 30 mg。

以上药物的用法：根据病变范围大小，将药物配制成 1 ～ 2 mL 液体，部分液体制剂药物（如重组人血管内皮抑制素注射液）可以原液形式进行注射；每周 1 次，注射 4 ～ 6 次，定期随访，病变稳定后，复查气管镜不超过 3 个月。对于恶性气道病变如果出现复发，可以再重复进行药物注射。

②腔内放疗粒子植入术

组织间植入放射性粒子近距离治疗肿瘤又称"体内伽马刀"或"粒子刀"。放射性粒子在肿瘤组织中持续释放出低能量的射线，对肿瘤细胞持续不间断进行杀灭，经过足够的剂量和足够的半衰期，能使肿瘤细胞完全失去繁殖能力，从而达到外照射难以取得的治疗效果。国内最常用于永久性植入的放射性核素是 ^{125}I，半衰期 59.6 天。活度有 0.3 ～ 1.0 mCi（11.1 ～ 37 MBq），治疗时一般采用活度 0.4 ～ 0.6 mCi。

气道内或气道旁病变可通过支气管镜经气道穿刺植入 ^{125}I 放射性粒子，术中可应用 EBUS 引导。笔者曾报道支气管镜下削瘤联合 ^{125}I 粒子植入治疗的气管腺样囊性癌患者共 19 例，结果所有患者经治疗后症状均改善，气促评分明显下降，管腔直径和管壁厚度均明显降低。结论认为，经支气管镜削瘤联合 ^{125}I 粒子植入治疗气管腺样囊性癌可以改善患者的症状，对管内 + 管壁型肿瘤有较好的抑制作用。

对病变表浅且广泛的恶性病灶，可通过气道支架捆绑放射性粒子置入气道内，从而实现对病变的放疗作用。罗炳清等最近报道 8 例气管腺样囊性癌患者成功置入 ^{125}I 粒子气道覆膜支架，中位支架置入时间为 2.9 个月。治疗后的气促指数较术前明显下降；复查支气管镜，1 例气道腔内肿瘤残余，其余 7 例气道腔内肿瘤完全消失，气道黏膜光滑、苍白、部分瘢痕形成（呈放疗后改变）；复查胸部 CT，病变处管腔直径显著扩大，管壁厚度明显缩小，7 例管壁周围病灶完全消失，1 例病灶缩小 > 50%。中位随访时间为 28.0 个月，1 例 2 年内复发，6 例 2 年无复发，随访期间无死亡事件，未出现严重并发症。结论认为，^{125}I 粒子气道覆膜支架能有效扩张气管腺样囊性癌患者的气道、缓解气促症状，同时具有内放疗作用，疗效显著，安全性高。

③光动力治疗（PDT）

PDT 是利用光敏剂经激光照射后，促使其发生化学反应，通过氧自由基（Ⅰ型反应）和单线态氧（Ⅱ型反应）而引起肿瘤细胞凋亡和死亡的一种方法，是能真正达到细胞水平的精准治疗。

PDT 适应证：a. 早期病变的治疗。包括早期中央型肺癌和原发性气管恶性肿瘤。需满足以下条件：需经过 CT、EBUS 或光学相干断层成像技术（optical coherence tomography，OCT）、窄波光支气管镜（narrow-band imaging，NBI）或是荧光支气管镜（autofluorescence bronchoscopy，AFB）确认；病理证实为恶性肿瘤，且病变累及黏膜、黏膜下层，未累及软骨，病变厚度及长度均＜ 1 cm，无淋巴结及远处转移；患者无法耐受手术或不接受手术治疗。此类患者经过 PDT 后，有望达到根治目的。b. 姑息性治疗。原发或转移性气管恶性肿瘤，管腔堵塞＜ 50%；原发或转移性支气管恶性肿瘤；肺癌手术后残端局部复发；中央型肺癌放疗后局部复发。

目前中国有多款国产光动力治疗仪和光敏剂，能满足临床需求。2018 年 8 月，中国抗癌协会肿瘤光动力治疗专业委员会正式成立，笔者担任主任委员，目前有 3000 多名会员，有近 20 家合作医院，极大地推动了光动力治疗的发展。专委会组织国内多位专家撰写并发表了《呼吸道肿瘤光动力治疗临床应用中国专家共识》，近期又撰写了指南，修订了新的疗效判断标准，并出版了相应的教材《光动力治疗操作技术规范》，定期举办学习班，使 PDT 走向了科学化、规范化和规模化。

④内支架置入

恶性气道狭窄也常用支架重建气道，以缓解患者呼吸困难等症状。金属支架和硅酮支架均可用。金属支架又分为镍钛记忆合金支架（有美国波士顿科学公司的 Ultraflex 编织支架和南京微创医学科技股份有限公司的网状支架等）和不锈钢支架（江苏西格玛医用实业有限公司 Z 形支架）。根据需要，支架可制成直筒形、L 形、Y 形分叉支架和特制支架。对管内型、管壁型肿瘤，尽量采用削瘤的方法缓解气道梗阻的问题，若削瘤后气道狭窄仍超过 70% 以上，可放置支架。对管外压迫型，可采用管内放置支架与管外瘤体消融或放射性粒子植入的方法解决。

继发性气道壁瘘是临床非常棘手的一种疾病，可分为气道—消化道瘘及气道—纵隔瘘等。当气道与消化道间存在异常通道时，使消化道腔内和气道内的气、液体相互流通，导致患者不能正常进食、咳嗽剧烈、常常存在难以控制的肺部感染，生活质量变差，一般情况迅速恶化。若不积极治疗，患者多在数天至数月内死亡，其中 90% 以上的患者死于肺部感染。

2018 年初，笔者组织全国呼吸科、消化科、胸外科、介入科、放射科和肿瘤科等多个学科的 38 位专家撰写了国际上第一个《继发性气道—消化道瘘介入诊治专家共识》，并相继在国内外发表，2021 年又发表了《继发性消化道呼吸道瘘介入诊治专家共识（第二版）》。共识提出了继发性消化道呼吸道瘘规范化的诊治流程，指出经支气管镜、胃镜及影像引导下的介入治疗对于不适合手术的继发性气道—消化道瘘的患者是主要治疗手段，可很大程度地减轻患者的症状，改善生活质量。目前最常用的介入治疗为气道和（或）消化道支架的置入，以及镜下药物注射、烧灼、钛夹等。气道支架的选择对封堵瘘口的效果非常重要，需根据瘘口的性质、部位、大小选择不同材质和不同型号的支架，特别强调要根据中央型气道的八分区方法选择支架的形状。瘘口距离隆突较近时（如Ⅱ区、Ⅲ区、Ⅳ区、Ⅴ区、Ⅶ区）可设计成分叉形支架（Y形或L形）；瘘口病变管腔上下无足够的固定点时，应选用分叉形支架。对接近Ⅴ区、Ⅵ区或Ⅷ区的瘘口，也可定制小Y形支架。近年来，通过局部注射间充质干细胞也促使良性瘘口得到完全愈合。

笔者还根据自己的经验制定了支架瘘口封堵疗效的判断标准，得到国内外同行的赞同。

（2）支气管镜在纵隔及肺门处病变诊治中的应用

1）EBUS在纵隔或肺门处病变中的应用

EBUS通过应用高频探头增加分辨力，同时将探头置于气道附近进行成像，可以排除骨骼、肺气的干扰，能够清晰地显示气管腔外的结构，明确肿物、淋巴结和血管的位置和相互关系，然后进行经支气管针吸活检（transbronchial needle aspiration，TBNA）。

EBUS的主要适应证：①获取在气道腔外但紧贴气管、支气管管壁的淋巴结标本，可用于纵隔淋巴结病变的诊断和明确肺癌分期；②获取紧邻气管、支气管管腔外的实性病变标本，明确病变性质；③获取纵隔血管内病变标本，如肺动脉内血栓、癌栓的诊断等；④对纵隔囊肿或脓肿进行经气管、支气管穿刺引流。

孙加源等报道 70 例患者行 EBUS，穿刺肺门淋巴结 120 组，肺内肿块 11 例次。70 例患者中诊断肺癌的敏感性为 96%，特异性为 100%，阳性预测值为 100%，阴性预测值为 92%，准确率为 97%；10 例临床诊断为结节病的患者中，5 例镜下可见上皮细胞形成的非干酪样肉芽肿改变；4 例结核患者中，1 例淋巴结涂片中找到抗酸杆菌，淋巴结活检病理示凝固性坏死。所有患者手术期间未发生并发症。因此认为，超声引导下经支气管针吸活检（endobronchial ultrasound-guided transbronchial needle aspiration，EBUS-TBNA）是诊断肺癌和其他不明原因纵隔—肺门淋巴结肿大的一种安全、有效的方法。

2014 年，孙加源教授最早应用 EBUS- 弹性成像进行 5 级评分法判断肺门或纵隔淋巴结的良恶性。1 分：散在、软性，混合绿黄红；2 分：均一、软性，主要是绿色；3 分：中等，混合蓝、绿、黄、红；4 分：散在、硬的，混合蓝和绿；5 分：均一、硬的，主要是蓝色。结果表明，56 个患者 68 组淋巴结（33 组良性，35 组恶性）通过计量诊断法可以鉴别良恶性，有助于术中指导 EBUS-TBNA 的准确定位。

谭晓刚等回顾性分析 142 例经支气管内超声引导针吸活检

术患者的临床资料，EBUS-TBNA 明确诊断为小细胞肺癌（small cell lung cancer，SCLC）42 例，诊断准确率、敏感度分别为 93.3%、100%；明确诊断为非小细胞肺癌（non-small cell lung cancer，NSCLC）35 例，诊断准确率、敏感度分别为 87.5%、100%。EBUS-TBNA 在 SCLC 组的诊断准确率明显高于 NSCLC 组，且有统计学意义（$P < 0.05$）。结果表明，EBUS-TBNA 用于诊断 SCLC 较 NSCLC 的准确率高。EBUS-TBNA 作为微创技术，可协助 SCLC 早期诊断，及时治疗。

何海燕等报道 48 例纵隔淋巴结超声弹性成像特征与微血管密度（microvessel density，MVD）及患者临床资料的相关性。结果恶性淋巴结组和良性淋巴结组患者的超声弹性评分 ［（3.27 ± 0.77）分 vs.（1.69 ± 0.71）分］、应变率比值（strain ratio，SR）［（82.99 ± 45.65）vs.（29.32 ± 27.51）］、MVD 值 ［（31.04 ± 9.68）vs.（17.87 ± 7.51）］比较，恶性淋巴结组均明显高于良性淋巴结组，差异均具有显著统计学意义（$P < 0.01$）；恶性淋巴结组 SR 值与 MVD 值负相关（$r = -0.547$，$P < 0.01$），不同病理类型淋巴结的弹性评分、SR 值及 MVD 值比较差异均无统计学意义（$P > 0.05$）；淋巴结直径 ≥ 2 cm 组的 SR 值为（61.89 ± 38.72），明显低于淋巴结直径 < 2 cm 组的 SR 值为（107.61 ± 45.78），而淋巴结直径 ≥ 2 cm 组的 MVD 值为（33.55 ± 9.76），明显高于淋巴结直径 < 2 cm 组的 MVD 值为（27.85 ± 8.95），差异具有统计学意义（$P < 0.01$ 或 0.05）；随着临

床分期的增加，SR 值逐渐减少，MVD 计数逐渐增多，各亚组间比较差异有统计学意义（$P < 0.05$）。结论认为，气道内超声弹性成像可用于鉴别肺癌纵隔肺门淋巴结的良恶性；SR 值随着 MVD 的增加及临床分期的增加逐渐减低，其对病情及预后的判断有指导作用，具有一定的临床应用价值。

张芳等报道 107 例肺癌伴纵隔淋巴结肿大患者行 EBUS 下弹性成像与淋巴结支气管内超声成像检查。结果发现，恶性淋巴结直径 ≥ 10 mm、内部回声不均匀、形态规则、边缘清晰、淋巴结低回声占比、弹性评分均值、SR 平均值均显著高于良性淋巴结（$P < 0.05$）。SR 和弹性评分对肺门纵隔淋巴结良恶性的诊断效能比常规超声相关指标更高，且 SR 对肺门纵隔淋巴结良恶性的诊断效能显著高于弹性评分（$P < 0.05$）。结论认为，EBUS 弹性成像对肺癌肺门纵隔淋巴结转移的诊断价值高于淋巴结支气管内超声成像。

笔者还在 EBUS 引导下在纵隔淋巴结内植入放射性粒子和激光消融治疗，亦取得一定疗效，值得进一步总结，可在临床推广应用。

2）导航支气管镜在纵隔或肺门处病变中的应用

在诊断方面，导航支气管镜系统根据薄层 CT 扫描图片可以精确地重建气道内及气道旁结构，能够充分了解气道狭窄程度、狭窄范围及气道旁病变的精准定位。可用于纵隔及肺门淋巴结病变病理活检；纵隔、肺门肿瘤药物注入、放射性粒子植入术及放疗基准标记物植入等。

（3）支气管镜在周围型肺病变中的应用

1）EBUS 在周围型肺病变中的应用

径向探头支气管内超声检查（radial probe endobronchial ultrasound，R-EBUS）可以获得气道周围结构的实时高分辨图像，因此，应用于肺外周病变的组织活检时，可以提高诊断率。对于周围支气管小结节病灶，经支气管镜将超声探头进入病灶，获得 EBUS 图像，其诊断率高达 87%；而探头仅靠近病灶，EBUS 图像诊断率为 42%，活检阳性率约 7%。

2）导航支气管镜在周围型肺病变中的应用

导航支气管镜是一种能够进行肺部病变精准定位的工具，在肺部病变的诊断和治疗中具有重要价值。其主要有虚拟导航支气管镜（virtual bronchoscopic navigation，VBN）和电磁导航支气管镜（electromagnetic navigation bronchoscopy，ENB）两种产品，由于价格昂贵，在我国尚未完全普及，仅在较大型呼吸内镜诊疗中心有配备。

目前国内主要使用的 ENB 系统包括 Surper Dimension 系统、Veran 系统。V7-Surper Dimension 系统配有不同角度的预弯鞘管，探头可以按照软件提示方向进入远端支气管到达病灶。Veran 系统同时配有经皮肺穿刺和经支气管双导航系统，可实现非 CT 引导定位进行肺穿刺活检和经支气管肺活检。Lung Pro 技术除包括一代 Lungpoint 功能外，还可以实时和虚拟图像全程同步导航，实时 C 型臂 X 线透视，虚拟多普勒检测血管，在支气管间建立隧道，实现经支气管镜引导肺活检，该项技术尤其适用于无引流支气管的占位病变。

①导航支气管镜对周围型肺结节的诊断价值

通常导航支气管镜多与 EBUS 联合使用，当导航系统提示支气管镜或鞘管已到达病灶处时，使用径向超声小探头探查，得到 EBUS 图像，进一步确认无误后进行活检。唐纯丽等报道虚拟导航联合 EBUS 和 EBUS 的诊断率分别为 76% 及 72%，检查时间分别为（256±205）秒和（365±221）秒（P=0.042）。提示导航联合超声支气管镜行肺周围型病变活检时，可引导术者更快而准确地到达病灶，缩短操作时间。但导航系统并不能提高超声支气管镜引导肺活检的敏感性。

陈琬玲等报道将 255 例周围型肺结节患者随机分为 3 组：R-EBUS 组（85 例）、LungPro 导航组（85 例）和 R-EBUS+LungPro 导航组（85 例），3 组均行常规快速细胞学评估（rapid on-site evaluation of cytology，C-ROSE）。结果表明，LungPro 导航组和 R-EBUS+LungPro 导航组诊断率分别为 85.9% 和 87.1%，显著高于 R-EBUS 组的诊断率 72.9%（$P < 0.05$），但 LungPro 导航组和 R-EBUS+LungPro 导航组之间差异无统计学意义（$P >$

0.05）。R-EBUS 组病灶导航时间为（11.34±12.95）min，手术时间为（28.37±1.98）min，显著长于 LungPro 导航组［（3.72±0.71）min、（19.35±1.53）min］和 R-EBUS+LungPro 导航组［（6.12±1.14）min、（21.00±1.97）min］（$P < 0.001$），LungPro 导航组导航时间及手术时间均显著低于 R-EBUS+LungPro 组（$P < 0.001$）。三组的出血量、气胸等并发症无显著差异。C-ROSE 评估与病理学检查结果诊断符合率为 83.9%，灵敏度为 83.7%，特异度为 84.3%，阳性预测值 87.9%，阴性预测值为 79.1%。由此可见，LungPro 导航可精确抵达病灶取得病理组织，有较高的诊断率，且有导航及手术时间短、安全、并发症少等优点，与 C-ROSE 结合可提高取样质量、减少活检、穿刺次数，从而减少并发症的发生。

②导航支气管镜对周围型肺结节的治疗价值

导航支气管镜可用于其他需要在肺部精准定位的操作，如肺部病变外科手术前定位标记及肿瘤放疗基准标志物植入术等。

经磁导航引导下注入荧光染剂吲哚菁绿（indocyanine green，ICG）或 Massage 染色定位是种新颖且有效的方法，可以定位肺部微小不可触及的病灶。这种方法可帮助外科医师更快更方便地识别病灶，实用性强，值得推广。

由于导航支气管镜能够快速、准确地引导操作者使支气管先端或鞘管精准地到达病灶处，针对恶性肿瘤即可进行消融等治疗。此种治疗方法对体表无创伤，大大降低了经皮肺穿刺引起的气胸、血胸、沿针道转移的风险。目前国内进行经支气管镜肺癌消融术的中心较少，主要包括经支气管镜射频消融（radiofrequency ablation，RFA）、微波消融、激光消融、冷冻消融、PDT 及放射性粒子植入术等。

上海市胸科医院孙加源教授于 2015 年在国际上首先进行导航支气管镜引导下的射频消融治疗肺部肿瘤的研究成果，被审稿人评价为 "eagerly awaited technology in endobronchial therapy"，射频消融对于那些手术效果较差或已用尽最大放射治疗量的患者，是一种早期肺癌的有前景的替代治疗方法，它也可以用于治疗来自远处肿瘤的寡转移或用于局部控制肿瘤。与经皮 RFA 相比，经支气管镜的柔性 RFA 导管可以显著降低并发症的严重程度和发生频率。目前杭州堃博生物科技有限公司已在国内完成注册研究。结果表明导航支气管镜引导的 RFA 对于 IA 期肺癌或肺转移且不宜手术的患者是安全、有效的，有望在临床推广应用。

2019 年，孙加源教授发表经支气管微波消融的文章，介绍了一种柔性支气管镜引导的水冷微波消融（microwave ablation，MWA）导管，证实在离体和体内猪模型的可行性和安全性。现在这项技术已在国内多家医院应用，将成为周围型肺癌的有效治疗方法。

3）冷冻在周围型肺病变中的应用

经支气管冷冻肺活检（transbronchial cryobiopsy，TBCB）是将冷冻探头经支气管伸入到远端小支气管，利用冷冻探头在冷冻过程中的黏附性，将探头周围的组织撕裂，获得远端细支气管与肺组织标本的技术。其主要应用于弥漫性实质性肺疾病，对常规检查方法仍不能明确病因的推荐 TBCB 术。对于肺外周局限性病变支气管镜冷冻肺活检可与电磁导航技术联合使用效果良好，可有效提高诊断阳性率，安全性良好，且对于病灶直径＜ 2.0 cm 的病变更具优势，可获得更多、更高质量的组织标本，在一定程度上可替代外科肺活检。

刘春平等学者收集了广州医科大学附属第一医院针对弥漫性肺疾病同时进行 TBCB 及常规经支气管肺活检（transbronchial lung biopsy，TBLB）的 54 例病例，TBCB 和 TBLB 标本大小分别为（3.3 ± 1.3）mm 和（1.0 ± 0.3）mm（$P <$ 0.01），诊断率分别为 81.5% 和 42.6%（$P <$ 0.01）。对间质性肺疾病明确分型的病理诊断率分别为 48.2% 和 5.6%（$P <$ 0.01）。而诊断除间质性肺疾病以外的其他弥漫性肺疾病的病理诊断效率分别为 33.33% 和 37.04%（$P=$0.687）。

2019 年，孙加源教授的研究证实应用支气管镜在离体猪肺和离体猪肝中使用柔性冷冻探针是一种安全的治疗方法。柔性冷冻探针可以在离体猪肝和离体猪肺中制造具有适当温度分布且足够大小的冰球，支气管镜的外部温度合适安全。相信该设备在不久的将来也会在临床应用。

笔者尝试应用激光及 PDT 应用于周围型肺癌，亦取得一定疗效。

（4）支气管镜在慢性气道疾病中的应用

1）单向活瓣肺减容

单向活瓣肺减容术（one-way endobronchial valves，EBV）：单向活瓣肺减容装置允许呼气相时活瓣远端气流和分泌物排出，但阻止吸气相时气流进入活瓣，从而阻断目标叶段的通气，引起活瓣远端叶段萎陷，达到与肺减容手术相似的效果，尤其适用于无法耐受手术治疗的重度肺气肿患者。事先根据肺 CT 和肺功能评估患者是否适合行内科肺减容，并在支气管镜下行 CHARTIS 系统选择合适的支气管。该操作比较简单，是在支气管镜直视下将活瓣置入所需治疗部位。一项荟萃分析研究单向活瓣治疗肺气肿的疗效和安全性，认为 EBV 可短期改善患者的肺功能及生活质量且耐受性良好，但其长期疗效和安全性仍需进一步检验。有研究发现 EBV 在均质性及异质性肺气肿中均可改善肺功能、运动耐力及生活质量，影响疗效的主要因素在于是否存在侧支通气。

2）支气管热成形术

支气管热成形术（bronchial thermoplasty，BT）是将高频

交流电磁波（350～500 kHz）导入组织，通过电磁转换使组织中的带电离子发生振荡后产热，使气道平滑肌细胞（airway smoothmuscle cells，ASM）凝固坏死，上皮细胞脱落，黏液腺管和（或）腺体的损伤，黏液蓄积及气道管径变大，ASM 最终被一薄层的胶原组织所代替。BT 能在指定的部位精确地控制能量释放、作用时间和所需温度，削减增殖和积聚的 ASM，改变了气道结构，达到缓解和控制哮喘发作时 ASM 的痉挛状态、恢复气道通畅的目的。

自 2006 年此项技术应用于临床以来，国内学者也进行了多项研究，并发表了《支气管热成形术手术操作及围手术期管理规范》，使众多顽固性支气管哮喘得到了有效治疗。农英等报道70 例重度哮喘患者，BT 后 2 年重度哮喘急性发作频率、哮喘急性发作急诊就诊频率、哮喘急性发作住院频率较治疗前分别下降 71.9%、88.9%、83.3%（均 $P < 0.001$）。术后 2 年哮喘控制测试表（asthma control test，ACT）、微型哮喘生命质量调查问卷（mini-AQLQ）评分均显著高于术前。术后 2 年使用控制哮喘的药显著减少。术后 2 年 FEV_1、FEV_1 预计值 %、FEV1/FVC 均显著高于术前；治疗后年哮喘药物费用及年哮喘总治疗费用均显著低于术前。经过 2 年随访显示，BT 可显著改善真实世界重度哮喘患者哮喘控制水平、肺功能及生活质量，减少重度哮喘急性发作，降低急诊就诊及住院频率，减少药物使用，降低治疗费用。

（5）机器人支气管镜

美国机器人支气管镜 Monarch 和 ION 已在中国上市试用，在肺结节的诊断中已取得不俗的效果，未来还可用于肺结节的治疗。中国亦在研发机器人支气管镜，但尚未上市，相信中国企业会直起猛追，缩短与国外的差距。

3. 我国支气管镜介入治疗技术的展望与未来

支气管镜介入治疗技术的发展目标是更精确的定位、更小的创伤、更少的并发症、更高的疗效及更低的医疗费用。

在关注支气管镜介入治疗效果的同时，还要积极处理支气管镜介入治疗围术期发生的并发症。为此，笔者专门出版了一本《介入呼吸内镜并发症及处理》，详细介绍了各种呼吸内镜介入操作可能发生的并发症及其防治策略，同时涵盖了呼吸内镜介入操作过程中对内镜的损伤及对医护人员的职业危害等临床实践中需要关注的问题，无论是对临床一线工作的医务人员还是对专注于呼吸介入治疗研究探索的专家学者，都是非常有益的参考书。

支气管镜介入治疗是一门系统工程，需要多学科共同协作。笔者最早将加速康复外科（enhanced recovery after surgery，ERAS）的理念应用到支气管镜介入治疗中，创立了加速康复支气管镜，提出支气管镜介入治疗需贯穿患者整个操作的前、中、后过程，做深入细致的调整，以使患者得到最佳的治疗策略。呼吸内镜医师是实施 ERAB 的关键，负责 ERAB 最重要的环节，要精准制定好 ERAB 的临床路径，包括内镜术前宣教、评估、操作过程及可能出现并发症的处理。麻醉科医师和护士应积极参与内镜术前评估和术前准备，选择合适的麻醉方法、药物及麻醉深度监测，术中实施呼吸道管理，保证有效的气体交换；预防性和多模式镇痛的实施：全程管理降低术后恶心和呕吐的发生，记录和评价 ERAB 方案效果。手术室护士的职责是保障手术过程和流程的合理和通畅，缩短手术时间，从而实施优化手术配合 ERAB 流程。术中还需配台护士业务熟练，术后还需病房护士注重患者的围手术期观察和康复，其他相关人员如营养师、心理医师等也要承担相应职责，特别是在硬质镜、支架置入及气道肿瘤的处理等方面都需严格按照 ERAB 的流程，才能充分保障手术的成功。

当然，支气管镜介入治疗也是一个"豪门"工程，首先需要有远见卓识的医院领导的大力支持，其次需具有先进的仪器设备，还需要有用于创新的学科带头人，更需要有能积极配合的团队。

作为介入肺脏医学的一个重要组成部分，支气管镜介入治疗还需与影像引导下的介入治疗和血管介入治疗相结合，这就是笔者最早提出的"海陆空"整合治疗的"123"创新理论：①要建立一套完整的现代介入治疗体系；②倡导双靶区治疗理念；③遵循"三定"原则，采取适宜的治疗方案。

"海陆空"联合作战的方案，是指对气道内肿瘤通过气道（陆）进行内镜介入治疗，根据血管造影情况，对富血管的肿瘤或有血管堵塞时通过血管（海）进行介入治疗，而对发生肺内或其他部位转移的实体肿瘤采用影像引导下的经皮穿刺（空）进行热消融、冷冻、放疗粒子植入、化疗粒子植入等，控制肿瘤。

同时临床上还注重"四维一体"的治疗方法，如气管内与气管外、血管内与血管外、胸腔内与胸腔外、局部与全身的联合治疗。对发生于胸腔外的肿瘤，则需根据转移部位采用不同的方法，如发生脑转移，则需采用外放疗等。

提出双靶区治疗理念，采取物理或生物靶区（局部治疗）与分子靶区（全身治疗）相结合的方法。肺脏介入治疗只是解决生物靶区的病灶，还需结合肿瘤病理、分子生物学（如基因检测、免疫指标）等（相当于信息化部队），采取更精准的全身治疗方案。积极倡导中医辨证施治（相当于太空军，占领制高点，宏观调控）、中西医结合治疗肺癌，此即多域整合治疗策略。

"三定"原则是美国国立综合癌症网络指南的基本要求，需明确肿瘤的定位、定性和定期。手术、放疗、化疗是基本治疗，应严格掌握指征，采取合理的治疗方式。笔者首次提出 MTT，摒弃多学科联合治疗（multi-disciplinary treatment，MDT）模式，是为了更好地体现以患者为中心的治疗理念。

医工贸结合的道路是中国支气管镜发展的一条必由之路，目前已经有可弯曲支气管镜、硬质支气管镜、机器人支气管镜等设备在国内开发、使用，将来一定会有更多的仪器、设备实现国产化。5G时代已经到来，国内已经成功完成了5G远程神经外科手术，5G支气管镜介入治疗也指日可待。

近几年，笔者加强了对国内支气管镜介入治疗的培训，在互联网平台上常年设立支气管镜手把手培训课，并深入基层开展手把手教学，同时对支气管镜介入治疗新技术不断更新和推广。我国支气管镜介入技术水平经过近20年的努力已经有了飞速发展，技术发展全面性及临床手术的难度已经可与发达国家比肩。在最近几年的世界支气管镜和介入呼吸病学大会（World Congress of Bronchology and Interventional Pulmonology，WCBIP）中可以见到我国越来越多专家进行经验交流及分享，这也充分体现了世界各国对我国呼吸介入水平的认可。但我国各地区、各医院的支气管镜介入水平参差不齐，很多操作并没有进一步规范化管理，因此，对支气管镜介入技术的普及、规范及分层管理对我们来说仍任重道远。

参考文献

1. 王洪武，李冬妹，张楠，等. 硬质气管镜治疗810例次呼吸道病变的疗效分析. 中华结核和呼吸杂志，2013，36（8）：626-627.

2. 中华医学会呼吸病学分会. 良性中心气道狭窄经支气管镜介入诊治专家共识. 中华结核和呼吸杂志，2017，40（6）：408-418.

3. 王洪武，金发光. 硬质支气管镜临床应用专家共识. 中华肺部疾病杂志（电子版），2022，15（1）：6-10.

4. 北京健康促进会呼吸及肿瘤介入诊疗联盟. 恶性中心气道狭窄经支气管镜介入诊疗专家共识. 中华肺部疾病杂志（电子版），2017，10（6）：647-654.

5. WANG H W，KE M Y，LI W，et al.Chinese expert consensus on diagnosis and management of acquired respiratory-digestive tract fistulas.Thorac Cancer，2018，9（11）：1544-1555.

6. 中国抗癌协会肿瘤光动力治疗专业委员会. 继发性气道－消化道瘘介入诊治专家共识. 临床内科杂志，2021，38（8）：70-73.

7. 中华医学会呼吸病学分会. 支气管镜诊疗操作相关大出血的预防和救治专家共识. 中华结核和呼吸杂志，2016，39（8）：588-591.

8. 中华医学会呼吸病学分会介入呼吸病学学组，中国医师协会呼吸医师分会介入呼吸病学工作委员会. 经支气管冷冻活检技术临床应用专家共识. 中华结核和呼吸杂志，2019，42（6）：405-412.

9. 中华医学会呼吸病学分会介入呼吸病学学组. 成人诊断性可弯曲支气管镜检查术应用指南（2019 年版）. 中华结核和呼吸杂志，2019，42（8）：573-590.

10. 王洪武，张楠，李冬妹，等. 中央型气道恶性肿瘤 881 例分析. 中华结核和呼吸杂志，2014，37（2）：148-149.

11. 王洪武，张楠，周云芝，等. 207 例气管切开 / 气管插管后良性气道狭窄的疗效分析. 国际呼吸杂志, 2017, 37 (8): 595-599.

12. 邹珩, 张楠, 王洪武, 等. 气管硅酮支架治疗创伤性气管狭窄的临床应用体会. 中华结核和呼吸杂志, 2015, 38 (9): 704-706.

13. 王洪武. 呼吸内镜操作技术规范. 北京: 科学技术文献出版社, 2020: 309-314, 321-327.

14. 王洪武. 电子支气管镜的临床应用. 2版. 北京: 中国医药科技出版社, 2020.

15. 周云芝, 王洪武, 高永平, 等. 经支气管镜削瘤联合 [125]I 粒子植入治疗气管腺样囊性癌的疗效评估. 国际呼吸杂志, 2017, 37 (22): 1710-1714.

16. 罗炳清, 柯明耀, 曾俊莉, 等. [125]I 放射性粒子支架治疗气管腺样囊性癌 8 例. 中华结核和呼吸杂志, 2020, 43 (7): 571-576.

17. JIN F G, WANG H W, LI Q, et al, Clinical application of photodynamic therapy for malignant airway tumors in China.Thorac cancer, 2020, 11 (1): 181-190.

18. SUN J Y, ZHENG X X, MAO X W, et al.Endobronchial ultrasound elastography for evaluation of intrathoracic lymph nodes: a pilot study.Respiration, 2017, 93: 327-338.

19. 谭晓刚, 刘宝东, 王若天, 等. 经支气管内超声引导针吸活检术在小细胞肺癌与非小细胞肺癌诊断中的应用价值. 中国肺癌杂志, 2020, 23 (6): 466-471.

20. 何海艳, 马航, 朱杰, 等. 气道内超声弹性成像诊断肺癌淋巴结转移的价值及其与微血管密度的相关性. 海南医学, 2019, 30 (2): 216-219.

21. 张芳, 张秀芹, 吕蓓丽, 等. 超声支气管镜下弹性成像与淋巴结支气管内超声成像对肺癌肺门纵隔淋巴结良恶性的鉴别诊断价值. 中国超声医学杂志，2019，35（10）：897-900.

22. 唐纯丽，罗为展，钟长镐，等. 径向超声联合虚拟导航引导肺活检对肺外周结节的诊断价值. 中华结核和呼吸杂志，2016，39（1）：38-40.

23. 陈琬玲，马煜辉，张祥武，等. R-EBUS、LungPro 导航支气管镜联合快速现场细胞学评估在周围型肺结节诊断中的应用价值比较. 中国癌症杂志，2020，30（2）：135-141.

24. 王功铭，林勇斌，罗孔嘉，等. 电磁导航支气管镜引导下注入荧光剂在肺结节定位切除术中可行性. 中国肺癌杂志，2020，23（6）：503-508.

25. 钱凯，冯涌耕，王如文，等. 电磁导航支气管镜活检联合 Massage 染色定位在肺疾病诊疗中的应用. 中国肺癌杂志，2019，22（1）：15-19.

26. XIE F F, ZHENG X X, XIAO B, et al.Navigation bronchoscopy-guided radiofrequency ablation for nonsurgical peripheral pulmonary tumors.Respiration，2017，94（3）：293-298.

27. YUAN H B, WANG X Y, SUN J Y, et al.Flexible bronchoscopy-guided microwave ablation in peripheral porcine lung：a new minimally-invasive ablation.Transl Lung Cancer Res，2019，8（6）：787-796.

28. 刘春平，顾莹莹，李时悦，等. 17 例经支气管镜冷冻肺活检在弥漫性肺疾病中的病理诊断分析. 中华结核和呼吸杂志，2020，43（3）：228-233.

29. 宋小莲，王昌惠. 慢性气道疾病的介入治疗：迎接新时代. 中华内科杂志，2021，60（11）：937-940.

30. ZHENG X X，YANG C，ZHANG X Y，et al.The cryoablation for peripheral pulmonary lesions using a novel flexible bronchoscopic cryoprobe in the ex vivo pig lung and liver.Respiration，2019，97（5）：457-462.

31. LIU H，XU M，XIE Y Q，et al.Efficacy and safety of endobronchial valves for advanced emphysema：a meta analysis.J Thorac Dis，2015，7（3）：320-328.

32. 钟志成，陈娉娉，李静，等．支气管热成形术治疗支气管哮喘的机制探究．国际呼吸杂志，2017，37（23）：1824-1827.

33. 林江涛，农英，李时悦，等．支气管热成形术手术操作及围手术期管理规范．中华结核和呼吸杂志，2017，40（3）：170-175.

34. 农英，林江涛，陈昕，等．真实世界重度支气管哮喘患者支气管热成形术后两年的效果评价．中华医学杂志，2020，100（22）：1730-1735.

35. 王洪武．介入呼吸内镜并发症及处理．北京：人民卫生出版社，2018.

36. 王洪武，程庆好，孔令煜，等．大力倡导加速康复外科在气管恶性肿瘤介入治疗中的应用．中国肺癌杂志，2019，22（1）：1-5.

37. 王洪武，程庆好，孔令煜，等．ERAB 在硬质支气管镜介入治疗中的应用．国际呼吸杂志，2020，40（3）：238-240.

38. 王洪武，金发光，柯明耀．支气管镜介入治疗．2 版．北京：人民卫生出版社，2018.

（王洪武　李龙朝）

中央型气道疾病诊断的六定法则
"854321"

4. 中央型气道的八分区方法（定区）

中央型气道是指气管、主支气管和右中间段支气管。笔者借鉴国外的方法，根据几万例的支气管镜介入治疗的经验积累，最早在国际上提出了中央型气道的八分区方法（表1、图1）。这一方法简单实用，得到国内外同行的认可，已在临床推广应用，这也是我们中国人首先提出的分区方法。

表1 中央型气道的八分区方法

区段	部位
I	主气管上 1/3 段
II	主气管中 1/3 段
III	主气管下 1/3 段
IV	隆突
V	右主支气管
VI	右中间段支气管
VII	左主支气管近 1/2 段
VIII	左主支气管远 1/2 段

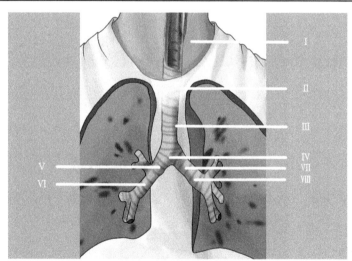

图1 中央型气道的八分区（见彩插1）

这一分区方法是在 2007 年 Freitag 等 18 位欧美肺病专家提出的中央型气道狭窄的分类系统基础上修饰而成。原来的分类系统只分五个区：气管、左主支气管、右主支气管。气管等分为三

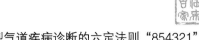

区，右主支气管为四区，左主支气管为五区，没有包含隆突和右中间段支气管，左主支气管远近亦未分开。

实际上，隆突（Ⅳ区）亦是中央型气道的重要组成部分，发生于此处的病变往往累及三支病变（主气管下段和双侧支气管开口），引起复杂的气道阻塞，有时会引起一侧全肺不张，其余两支亦有严重狭窄，随时可引起窒息。而发生于右主支气管（Ⅴ区）和右中间段支气管（Ⅵ区）的病变后果亦不同。Ⅴ区堵塞往往引起右全肺不张，原发灶多起源于右上叶支气管，将Ⅴ区病灶清除后，右中下叶可完全复张；而Ⅵ区堵塞往往引起右中下叶不张，将起源于右中间段的病灶清除后，右中下叶不张可完全消失。起源于左主支气管近端（Ⅶ区）和远端（Ⅷ区）的病变造成的后果亦不同。将阻塞Ⅶ区的病变清除后，左全肺不张可完全消失，但阻塞Ⅷ区的病变多起源于左上叶或下叶支气管，将Ⅷ区病灶清除后，可使部分肺复张，但阻塞段支气管的病灶往往难以清除。

中央型气道的八分区方法对放置气道支架有重要的指导价值，特别是对食管气管瘘（esophagotracheal fistula，ERF）的封堵有重要的指导意义。上千例的临床实践证明，对于Ⅰ区、Ⅵ区、Ⅷ区的 ERF，气管支架的封堵效果较差，应放置食管支架，必要时可定做小 Y 形支架；而Ⅲ区、Ⅳ区、Ⅴ区、Ⅶ区的 ERF直筒形支架效果较差，应放分叉支架。Ⅴ区、Ⅵ区的病变还可定做 OKI 支架。不同的分区，病变的性质不同。恶性气道病变位于Ⅲ区、Ⅴ区、Ⅵ区、Ⅶ区最多见，且以原发性、混合型、鳞癌最常见。腺癌、SCLC 和黏液表皮样癌均以支气管内（Ⅵ区、Ⅶ区、Ⅷ区）较多见，而腺样囊性癌则以主气管（Ⅲ区、Ⅱ区）最常见。食管癌最常转移的部位是Ⅶ区、Ⅲ区、Ⅱ区、Ⅴ区，甲状腺最常转移的部位是Ⅰ区。气管插管后的狭窄常发生于Ⅰ区，而气管切开的狭窄常发生于Ⅱ区。

根据病变侵犯范围，将其分为局限型和弥漫型。局限型是指侵犯 1 个区的病变，弥漫型是指侵犯 2 个区以上的病变。若病变局限于 1 个区，则有手术指征；若病变超过 2 个区，则手术需慎重。

总之，中央型气道的八分区方法简单易行，对确定病变部位、性质及指导治疗均有重要的意义。

5. 气道狭窄程度的五分级方法（定级）

目前，国际上对气道狭窄尚无统一的分类标准。高位气道狭窄通常采用 Myer-Cotton 分级，但不适合整个中央型气道，笔者则采用 5 级分类法（表 2），一般认为 1 级为轻度狭窄，可有轻度咳嗽等症状；2、3 级为中度狭窄，可有咳嗽、气短等症状；4、5 级为重度狭窄，有严重呼吸困难，可出现三凹征、发绀，甚至窒息死亡。呼吸困难的程度主要取决于狭窄气道的直径大小，当气道狭窄为 1 级时，支气管镜可不予特殊处理；当病变堵塞或压迫气管引起管腔狭窄程度 ≥ 4 级时，患者会出现明显的呼吸困难，需按急症处理。气道狭窄程度与气促评分相对应。

表 2　气道狭窄程度的判断标准

分级	管径狭窄程度王氏分级 /%	Myer-Cotton分级 /%	临床严重程度	气促评分
1	≤ 25	0	无症状	0
2	26 ～ 50	≤ 50	轻	1
3	51 ～ 75	51 ～ 70	中	2
4	76 ～ 90	71 ～ 99	重	3
5	91 ～ 100	100	极重	4

6. 中央型气道病变四分型方法（定型）

根据病变位于管壁上的位置，可分为 4 种类型：管内型、管壁型、管外型和混合型（图 2）。

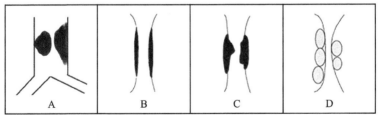

A：管内型；B：管壁型；C：混合型；D：管外型。

图 2　气道狭窄病变的模式

（1）管内型：为广基底结节或有蒂肿块型，肿物呈息肉或结节状突向腔内，基底贴附于管壁，瘤体与气管壁分界不清，伴管壁局限性增厚，管腔变窄。

（2）管壁型：沿管壁浸润状增厚型，肿瘤起源于气管黏膜上皮及腺体组织，并沿管壁长轴浸润生长，使管壁全层、全周或近全周增厚，致管腔重度狭窄。

（3）混合型：为肿瘤穿破管壁向腔外生长，轮廓不规则或分叶。向腔内生长为主者管腔明显狭窄，若向腔外生长，常累及纵隔及颈部结构。

（4）管外型：肿瘤源于管壁或管壁外组织，在管腔外生长，但压迫气道变窄。

良性气道病变的类型如下。

①管内型：良性肿瘤，肉芽肿，异物，坏死物。

②管壁型：扭曲，瘢痕性狭窄，漏斗型狭窄，蹼样狭窄，剑鞘样狭窄，膜塌陷，气道瘘，气道软骨钙化。

③管外型：气道外病变压迫气道所致，如为恶性病变未侵犯气道外膜者。

④混合型：两种以上病变混合存在。

7. 气道病变部位的三定位法（定位）

气道病变可累及气管、支气管和肺，诊断和治疗都不同，若为癌变即分为气管癌、中央型肺癌和周围型肺癌。

8. 气道病变的两定性方法（定性）

根据病变的性质，可分为良性和恶性。良性病变中主要有良性肿瘤、医源性气道狭窄、感染性气道病变、气道软化及其他（如淀粉样变、软骨钙化等）。

恶性肿瘤又分为原发性和继发性。原发性气道恶性肿瘤按照发病率由高至低依次为鳞癌、腺样囊性癌、类癌、黏液表皮样癌及腺癌；转移性肿瘤可来自全身各处。食管、纵隔、甲状腺、胸腺等肿瘤常累及气管或压迫气管；最易转移至中心气道的肿瘤有上呼吸道肿瘤、消化道肿瘤、乳腺癌、肾透明细胞癌、黑色素瘤及淋巴瘤等。通过大数据分析发现，Ⅰ区最常见的气道肿瘤是鳞癌和甲状腺癌，Ⅱ区、Ⅲ区常见的是鳞癌、腺样囊性癌和食管癌，Ⅳ区、Ⅴ区常见的是鳞癌和腺样囊性癌，Ⅵ区常见的是鳞癌和黏液表皮样癌，Ⅶ区常见的是鳞癌、食管癌、腺样囊性癌和黏液表皮样癌，而Ⅷ区常见的是腺癌、食管癌和黏液表皮样癌。

9. 气道病变的分期（定期）

对良性气道病变的活跃度进行分期，可分为活动期、非活动期和稳定期，对恶性气道病变要确定 TNM 分期，以便决定临床分期和治疗方案。

参考文献

1. 王洪武. 支气管镜在中央型气道狭窄介入治疗中的应用. 国际呼吸杂志, 2012, 32（4）：275-279.

2. 王洪武. 中央型气道新的八分区方法和恶性气道肿瘤的治疗策略. 临床荟萃, 2016, 31（11）：1167-1169.

3. 张美琳, 常莹, 张洪霞, 等. 食管癌食管气管瘘行覆膜支架联合介入治疗的疗效对照研究. 中国医疗器械信息, 2021, 27（22）：63-65.

4. 王洪武, 李冬妹, 张楠, 等. 气管内覆膜金属支架置入治疗食管气管瘘. 中华结核和呼吸杂志, 2013, 36（5）：390-392.

5. WANG H W, TAO M M, ZHANG N, et al.Airway covered metallic stent based on different fistula location and size in malignant tracheoesophageal fistula.Am J Med Sci, 2015, 350（5）：364-368.

6. 王洪武, 张楠, 李冬妹, 等. 中央型气道恶性肿瘤 881 例分析. 中华结核和呼吸杂志, 2014, 37（2）：148-149.

7. 王洪武, 张楠, 周云芝, 等. 207 例气管切开 / 气管插管后良性气道狭窄的疗效分析. 国际呼吸杂志, 2017, 37（8）：595-599.

（王洪武）

王洪武教授特殊操作技术

10. 王氏硬质镜插入法

　　传统的硬质镜插入常采用直接插入法和喉镜协助插入法，一般需 5 ～ 10 分钟。笔者对此进行了改进，用软镜引导硬质镜插入（笔者于 2007 年命名为"王氏插入法"）。操作要点：采用全凭静脉麻醉的方法。患者平卧于手术床上，肩背部底下放一垫子，以使头后仰，便于硬质镜插入。操作时将镜鞘套在软镜上，直接用软镜的视频监视器观察操作，不用硬镜的目镜，也没必要连接硬镜的视频监视器。右手握紧镜鞘操作部，用虎口托住软镜，软镜的插入部略短于硬镜的插入部，以便于观察硬镜进入气道的情况（视频 1）。笔者将整个操作过程归纳为四句口诀：顺舌背

视频 1　王氏硬质镜插入法

前行（一顺），挑会厌进境（二挑），见声门侧身（三侧），进气管要平（四进）。

镜鞘远端斜面向下插入口腔，沿舌背前行，挑起会厌，见声门后旋转镜鞘90°（镜鞘斜面与声门平行，以免伤及声带）缓慢插入声门；进入气管后，将镜鞘回旋90°使斜面保持原位以旋转推进的方式将硬质镜推进到更远的气道。硬质镜到位后，其末端可直接连接高频通气机。此方法适应于软、硬镜结合应用的患者，不必来回转接视频监视器，省去很多麻烦。还可用软镜直接吸取气道内的分泌物，便于保持镜头清晰。镜鞘插入到气管后，可用软镜直接进行介入操作，节省时间。

笔者提出硬质镜操作的"555"的标准，即5分钟麻醉好、5秒内插入硬质镜、术后5分钟拔管回病房，目前大多数患者都能实现这一目标，节省了很多时间，也大大减少了并发症的发生并降低了治疗费用。

笔者将加速康复支气管镜的理念应用到硬质镜的诊治中，取得非常好的效果，已在临床推广应用。

11. 硬质镜铲切技术

硬质镜铲切技术是利用半弧形的硬质鞘管前端直接将肿瘤或瘢痕铲下，再将组织取出。主要用于气管及双侧支气管开口部位的肿瘤、肉芽肿和瘢痕等，铲下的组织需快速用硬质活检钳或冷冻、网篮等取出，以免引起窒息。操作要点：硬质镜始终保持与气道平行，缓慢地将组织铲下，勿穿透管壁（视频2～视频4）。

视频2　铲切气管壁上的肿瘤

视频3　铲切气管淀粉样变

视频4　铲切瘢痕

12. 硬质镜扩张技术

视频5　硬质镜扩张气切后狭窄的气管

用硬质镜直接通过管腔狭窄的气道，可将管腔扩宽，主要用于管壁型或混合型气道肿瘤，或纤维性气道狭窄。所用硬质镜宜从小孔径开始，逐渐扩张，初始勿用孔径过大的硬质镜，以免引起管壁撕裂（视频5）。

13. 电切技术

（1）电切：电切针是一种特殊的高频电刀。调节高频发生器发出高功率电流，导致发射电极火花样放电，使局部组织温度快速升高，细胞内温度很快超过100 ℃，由于细胞内的压力骤然升高，引起细胞破裂，达到切割组织的目的。

（2）适应证：气道内良性/恶性肿瘤，气道内增生性病变（如肉芽组织、纤维性狭窄）。

（3）操作：连接高频电针，设置功率30～40 W。从支气管镜活检孔道插入电切针，并伸出前端3～5 mm，将电切针从鞘管中伸出，对准要电切的组织后启动电切脚踏

视频6 电切气管上端瘢痕组织

开关，缓慢移动电切针，将病变组织切下，注意尽量保持电切针与管壁平行，勿切断管壁或伤及气道软骨（视频6）。

14. 电圈套器技术

电圈套器是一种特殊的高频电刀，主要由圈套钢丝、塑料套管和手柄组成，圈套器张开后的形状多呈椭圆形，也有六角形、新月形等，主要用于有蒂肿瘤或息肉的切除。治疗时调整好镜身位置，从钳道伸出圈套器，根据病变的大小打开圈套，套住病变，套住后可稍微前后移动圈套器，以使更多的组织进入圈套器内并接近病变根部，圈套器外套管的前端贴住病变，在通电时逐步收紧圈套器，直至病变切除。电凝功率30～40 W。对于有蒂肿瘤或息肉，将圈套器套于蒂上并通电后，即可将组织电凝切除，一般不会引起出血。对于切下的较大的组织，可用三爪异物钳取出或冻取。对于基底部较大或无蒂的肿瘤或息肉，不能直接圈套，可将电圈套器电凝探头稍突出鞘管2～3 mm，置于病灶

上，通电 10 ～ 30 秒，多次点击电凝，使病灶凝固、炭化或将组织切割成多块，以便于圈套器套取（视频 7、视频 8）。

视频 7　电圈套器示意图

视频 8　用电圈套器切除隆突处肿瘤

15. 冻切

将冰冻探头的金属头部放在肿瘤表面或推进到肿瘤内，冷冻 5 ～ 10 秒，使其周围产生最大体积的冰球，在冷冻状态下将探头及其黏附的肿瘤组织取出，必要时再插入探头，直至将腔内的肿瘤全部取出。冻取后如有出血，则结合 APC 止血。对瘤体表面较脆、易出血的肿瘤则适宜先用 APC 封闭血管，再结合冷冻将肿瘤冻取；对瘤体较弥漫、不易出血的肿瘤，亦可直接用冻取的方法，必要时结合 APC。若使用软镜，冰冻组织后，冰冻探头不能从通道内退出，只能连同软镜和冻黏的组织一起取出，而通过硬质气管镜这种操作可反复、快速进行，这是硬质气管镜优于软镜的最大优点。亦可结合铲切、电圈套器、电切等技术，将游离的病变组织冻取出来（视频 9、视频 10）。

视频 9　冻取支气管内　　视频 10　直接冻取肿瘤
的肿瘤

16. 激光蚀刻技术

在全凭静脉麻醉下插入硬质镜或气管插管，将半导体或 Nd：YAG 激光光纤通过软镜活检孔道伸出前端 5 mm，设置功率 5 ～ 10 W，启动激光，将光纤与管壁呈 10° 左右的角度切割气道黏膜的膜部，在黏膜下层产生较深的褶皱（估计为 0.3 mm），同时仍然保留两个激光治疗之间完整的黏膜区域（约 5 mm），激光从远到近、横向扫射气管支气管树后壁的黏膜（类似斑马线），伤口愈合过程中形成瘢痕，后膜僵化，管壁软化缓解。患者需要 2 ～ 3 次激光蚀刻法来充分硬化气管支气管后壁，两个阶段间隔 4 ～ 12 周（视频 11）。

视频 11　激光蚀刻软化的支气管

17. 激光消融技术

在全凭静脉麻醉下插入硬质镜或气管插管，将半导体或

Nd：YAG 激光光纤通过软镜活检孔道伸出前端 5 mm，设置功率 10 W，启动激光，在 EBUS 引导下将光纤插入到气道周边的淋巴结或瘤体内，持续 30 秒，可见激光消融部位有气泡产生，消融直径约 1 cm（视频 12）。注意切勿将光纤插入到血管或食管内。

视频 12　激光消融气道内肿瘤

18. EBUS 引导下肺门或纵隔淋巴结放射性粒子植入术

术者身穿放射防护服、颈围和戴防护眼镜。患者平卧在手术床上，在全凭静脉麻醉下插入硬质镜或气管插管，将放射活度为 0.4 ～ 0.6 mCi 的放射性粒子（^{125}I 粒子）放到穿刺针中，再在 EBUS 引导下逐个植入到淋巴结或瘤体内。一般每立方厘米体积的淋巴结内不超过 10 个粒子（视频 13），或根据治疗计划确定粒子数。注意勿将粒子植入到瘤体外或血管内。也不要将粒子直接植入到管腔内的肿瘤，以免粒子脱落。

视频 13　EBUS 引导下纵隔淋巴结放射性粒子植入术

（王洪武）

加速康复外科在呼吸内镜介入治疗中的应用

快速康复外科（fast track surgery，FTS）最早出现于 20 世纪 70 年代，是此后首先应用于冠脉搭桥术后加速康复的一组治疗措施。1997 年丹麦的 Kehlet 教授首次将加速康复外科（enhanced recovery after surgery，ERAS）应用于临床，其核心是以循证医学证据为依据，多学科合作，优化围手术期处理措施，改善患者预后，缩短围术期住院时间，降低医疗费用，减少并发症。20 余年来，这种多学科、多模式围术期康复干预的理念已得到全世界越来越多施行手术的科室及麻醉科的认可。我国 ERAS 的发展极其迅速，成立了多个相关的组织，发表的 ERAS 论文数量也呈井喷式增长。

19. 加速康复外科国内外的发展和现状

ERAS 理念由外科医师提出，以临床手术医师为主导，病房护士、麻醉科医师共同参与 ERAS 方案的制定，最后在临床手术医师的指导下予以实施的医护 ERAS-MDT 模式。ERAS 最早应用于心血管外科手术，并在结直肠外科、妇科、肝外科、乳腺外科、泌尿外科及脊柱外科等诸多外科领域得到应用。ERAS 最早关心的是患者术后为什么要在医院长期卧床，哪些因素影响患者的康复，如何缩短患者的术后住院时间。在最先推广 ERAS 的苏格兰，已建立了 ERAS 数据库，涵盖苏格兰所有医院的手术患者，据统计，近 5 年纳入 ERAS 方案的患者占总手术人数的比例由 21% 上升至 92%，平均术后住院时间由 5.7 天降低至 4.7 天，平均住院费用下降了 23%。随后，北美规定 ERAS 方案作为结直肠手术围术期处理的标准方案，大部分患者能够在术后 3 ~ 5 天出院。澳大利亚和新西兰也实施了 ERAS 方案，显著降低了大肠癌手术患者的总住院时间和费用，降低了围手术期并发症的发生率。目前在腹腔镜和胸腔镜等方面已广泛推广 ERAS，取得了丰硕成果。

我国从 2007 年前后推行结直肠围术期试探性的 ERAS，2016 年，中华医学会肠外肠内营养学分会组建了国内第一个 ERAS 协作组，同时发布了我国第一个 ERAS 相关专家共识，标志着 ERAS 在我国的普及和成熟。

近年来，呼吸内镜介入治疗逐渐向微创手术技术发展，尽早引用 ERAS 的理念，对减少围手术期并发症的发生、促进患者尽快康复有重要作用。笔者在国内外最早提出将加速康复支气管镜用于呼吸内镜介入治疗领域，得到同行们的高度赞赏，希望能尽快在该领域建立中国人自己的体系。要应用 ERAB，笔者认为应从如下几个方面，如术前准备、术中操作、术后观察等多个环节，做好细致的工作。

20. 加速康复支气管镜的范畴

ERAB 需通过多学科医护共同合作，才能达到缩短住院时间、减少并发症的发生、降低再入院风险、降低死亡率、降低医疗费用等目的，需贯穿患者整个手术治疗的前、中、后过程，做深入细致的调整，以使患者得到最佳的治疗策略。

（1）呼吸内镜医师

是实施 ERAB 的关键，负责 ERAB 最重要的环节，要精准制定内镜介入方案。要与科室相关人员认真讨论，共同制定好 ERAB 的临床路径，包括内镜术前宣教、评估、操作过程及可能出现并发症的处理。

（2）麻醉科医师和护士

应积极参与内镜术前评估和术前准备。选择合适的麻醉方法、药物及麻醉深度，术中实施呼吸道管理，保证有效的气体交换；预防性和多模式镇痛的实施；全程管理降低术后恶心和呕吐的发生；记录和评价 ERAB 方案效果。手术室护士职责是保障手术过程和流程的合理和通畅，缩短手术时间，从而实施优化手术配合 ERAB 流程。

（3）配台护士

准备好各种术前、术中和术后用药及各种物品。调试好术中所用设备，备好术中所用各种耗材，并做好相应的记录。

（4）病房护士

ERAB 方案的实施改变了护士的护理模式和内涵，更加注重患者的围手术期评估和康复，最为核心的工作是咨询教育、呼吸管路的护理、疼痛评估和康复指导，保证患者术后体位、生活护理和鼓励并督促患者尽快下地活动。

（5）其他相关人员职责

营养师参与患者术前营养风险评估，围手术期营养干预，指导调整围手术期饮食；心理咨询师进行心理状况评估与干预，协助其他成员制订及执行术后康复计划；临床药师围绕 ERAB 的临床策略开展以患者为中心、以合理用药为核心的临床药学工作。对于合并心血管系统、糖代谢异常等疾病的高危患者，相关学科医师的职责在于术前高危因素患者教育、评估、准备及治疗，强化和指导围手术期管理，降低 ERAB 方案的失败率。

21. 加速康复支气管镜的实施

（1）术前准备

实施 ERAB 的措施，包括术前的宣教、饮食准备，术中麻醉方式和药物的选择、影像准备、凝血功能检测、血常规及血型鉴定、病毒性感染指标测定等。

术前宣教被认为是围术期不可或缺的一部分。内镜和麻醉医师不仅要通过合适的沟通方式缓解患者的焦虑情绪，还要为患者制定术前镇静、镇痛药物运行和饮食方案。根据 ERAB 的要求，禁食固体食物和禁饮时间分别缩短为 6 小时和 2 小时，并且在术前 2 小时口服 400 mL 的 10% 葡萄糖液，有助于减轻患者术前饥饿感，降低术中胰岛素抵抗，促进术后快速康复。

据观察，需行气管镜检查的患者 92% 有焦虑，86% 有恐惧感，62% 有疑虑和悲观情绪。因此，加强对气管镜检查患者的心理支持、心理咨询和疏导非常重要，应帮助患者提高对该项检查及自身情况的认知水平，并使其获得有效的配合和相关的医学知识，以减轻其心理负担，控制消极情绪，从而使其保持最佳的身心状态，减少不良反应的发生，提高检查质量。

①调整患者的心理状态：气管镜检查是一种创伤性检查，医护人员应主动向患者介绍检查的必要性和安全性，增强患者的自信心和耐受性。

②配合训练：在气管镜检查过程中对患者给予有目的的指导。如咽部喷雾麻醉时，待其吸气后迅速喷药 1 次，再教患者平静深呼吸。嘱患者蒙上眼睛，避免其直视长长的管子进入鼻腔而心里发怵。气管镜插入咽喉部时要进行深吸气，不要剧烈咳嗽。

③情感支持：在操作之前和患者谈其感兴趣的话题，运用安慰性语言进行指导，并鼓励患者克服暂时的困难，减轻不必要的恐惧和紧张，积极配合医师完成检查和治疗。

④镇静药物干预：术前使用镇静剂可增加患者的舒适度，镇静同时可以使内镜医师的操作更为容易，患者更易配合。

有学者发现对观察组使用心理干预后，87% 的支气管镜检查者明显配合治疗，恐惧、焦虑得到有效缓解，耐受性提高，精神放松、镇定，顺利合作完成检查。而对照组只有 52% 主动配合，观察组明显高于对照组。

（2）术前准备及用药

①术前患者均需空腹（禁食、禁水 4 ～ 6 小时）。必要时检查前建立输液通道，准备鼻导管吸氧，应用多功能心电血压监护仪进行无创血压、心电、呼吸、血氧饱和度监测。

②镇静止咳药：对高度紧张、恐惧患者可肌内注射地西泮 5 ～ 10 mg 或苯巴比妥 100 mg，无明显异常者可不予镇静药。咳嗽剧烈者给予复方桔梗片或可待因。

（3）麻醉气管镜检查时喉和气管的麻醉是最关键的

①局部麻醉法

局部麻醉药物作用时间较短，术中患者始终处于清醒状态，术中创伤轻，术后恢复快。局部麻醉药的使用多由内镜医师实施。

a. 局部注射法：常用经鼻孔和咽喉部注射 1% 的利多卡因

3～4次，鼻甲肥大者可同时滴入麻黄素。当镜前端至声门、隆突及左右主支气管时各注入2%的利多卡因2 mL（个别病灶处追注1～2 mL）做黏膜表面麻醉，临床实践证明效果比较确切，麻醉作用可持续30分钟以上，不良反应少，这是目前临床最常用的方法。经支气管镜注入利多卡因时，应尽可能减少其用量，以避免心律失常等并发症。推荐最大剂量不超过6～7 mg/kg。对于老年患者、肝功能或心功能损害的患者，使用时应适当减量。

为加强声门处的麻醉效果，笔者采用长麻醉管在声门及气管内喷淋给药（图3），使声门及气管内麻醉较彻底，也避免了给药时引起的刺激性咳嗽和感染。在梨状隐窝的黏膜下有喉返神经的内支经过，将其局部麻醉，可产生声带以上喉的局部麻醉效果，在气管镜检查时是重要的麻醉部位。滴药法操作简单，局部麻醉效果好，用药量少，是一种实用的局部麻醉方法。

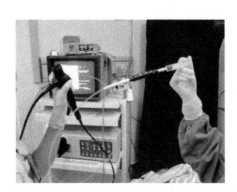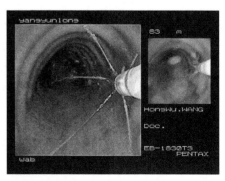

A：长麻醉喷管；B：气管内喷淋给药

图3 改进的局部麻醉方法（见彩插2）

b. 雾化法：将 2% 的利多卡因 10 mL 经鼻面罩用压缩（或超声）雾化吸入（也有人使用支气管哮喘用的压力喷射型氧气雾化吸入器），当气管镜进入声门后再注射 2% 的利多卡因 4～8mL。该法操作简便，麻醉时间短，用量少，只需要 10 mL 即可，省却了喷雾法多次喷雾的麻烦，并且麻醉药物弥散范围广，可深达气管、支气管表面，成功率高，检查时患者更易配合。

c. 环甲膜穿刺法：患者取坐位，头稍后仰，保持正中位。用 20 mL 无菌注射器抽取 2% 的利多卡因 20 mL，换 9 号针头备用。常规消毒颈部皮肤和穿刺者左手大拇指、示指皮肤。甲状软骨与环状软骨之间正中线上的柔软处便是环甲膜，穿刺者以左手大拇指和示指固定该处皮肤，右手持注射器刺破皮肤，直接由环甲膜处插入气管内，回抽空气证实针头在气管内，注入 2% 的利多卡因 5 mL；嘱患者将上躯干向左前移位，回抽空气证实针头在气管内，向左支气管内注入 2% 的利多卡因 5 mL；嘱患者将上躯干向右后移位，回抽空气证实针头在气管内，向右支气管内注入 2% 的利多卡因 5 mL，时间为 3～5 分钟。结果证实，环甲膜穿刺麻醉效果优于喉头喷雾法，达到有效麻醉时间及平均耗药量均显著低于喉头喷雾法，术中一般不需要追加麻药，也避免了人为将上呼吸道细菌带入下呼吸道造成感染的危险。此法将 2% 的利多卡因直接注入气管内，无进行喉头喷雾时引起的恶心、呕吐。患者取坐位，根据支气管的正常解剖位置，便于药物弥散到两侧支气管，药物吸收速度快，麻醉时间短，用药量少，麻醉效果好，使患者在检查中安静，缩短了检查时间，减少了患者痛苦，麻醉医师受干扰少。环甲膜穿刺麻醉的不便之处在于穿刺会给患者带来顾虑和恐惧，并有环甲膜出血的风险，要求医护人员操作前要耐心向患者解释清楚，并做好动作配合。

麻醉效果判断：

优：声门开放良好，插管顺利，患者安静无咳嗽或偶有 1～2 声轻咳。

良：声门开放良好，插管顺利，气管镜进入气管后有轻度咳嗽（＜6 声）。

可：声门开放不良及有恶心反射，插镜不够顺利，镜体进入气管后有较明显的阵发性咳嗽（＞8 声），患者不安静，但无明显发绀及憋气。

差：声门不易开放或恶心，插镜不顺利，气管镜进入气管内有剧烈呛咳，患者躁动不安，并出现发绀及憋气。

②静脉监控麻醉

静脉监控麻醉（monitored anesthesia care，MAC）：通过镇静、镇痛药物缓解患者的焦虑情绪及恐惧心理，减轻疼痛和其他伤害性刺激反应，改善患者术中舒适度并提高围手术期患者的安全性。需由专门的麻醉医师实施，确定术中用药的种类、药量、用药方式和给药速度，决定术中麻醉质量、术后恢复时间。现多采用丙泊酚、瑞芬太尼、右美托咪定等起效迅速、代谢快且呼吸抑制小的药物。围手术期精准用药辅助局部麻醉药，可在患者手术停止 5 分钟后恢复神智，直接返回病房，缩短患者的康复时间。过度镇静、快速给药和缺乏警惕会导致患者出现呼吸抑制暂停，这是 MAC 患者发生严重并发症的主要原因。因此，术中需合理给药、调整给药速度，时刻观察手术操作及患者的生命体征，确保上呼吸道通畅，防止呼吸系统并发症的发生。

a. 镇静药：咪达唑仑是一种镇静催眠药，具有抗焦虑作用，可使患者镇静，注意力降低、遗忘检查过程，但同时具有语言交流能力和合作能力，从而提高患者的耐受性，减少应激反应。

b. 镇痛药：芬太尼具有强效镇痛、呼吸抑制弱、起效快、维持时间短、半衰期短等特点，能减少伤害性刺激的应激反应，增加对呼吸道操作的耐受性。

方法：在充分表面局部麻醉的基础上，联合静脉神经安定镇痛药（需有麻醉师参与），需根据患者的神志、呼吸、血压等情况个体化给药，同时给予面罩高流量吸氧。

优点：快速睡眠，术中无痛，过程遗忘，麻醉师辅助，操作安全，费用适中。

缺点：程序复杂，术中易醒；抑制呼吸，心率过缓，血压降低，需严密监测；需麻醉师全程参与。

③全凭静脉麻醉

全凭静脉麻醉法适用于需要气管插管、喉罩或硬质气管镜来建立人工气道，给患者实施机械通气。常用于复杂、疑难或危重气道内病变的处理，如各种原因引起的严重气道狭窄、气道内肿瘤的冷冻或烧灼治疗、难取的异物、大量分泌物所致的急性呼吸衰竭、意识障碍或精神极度紧张不能自控、气管支架置入术、硬质镜操作等。

优点：

• 患者完全处于睡眠状态，术中无任何不适，亦无焦虑；

• 操作在患者不动状态下进行，符合伦理要求；

• 遗忘不良记忆；

• 避免过度应激反应所致的并发症。

缺点：

• 必须有麻醉医师参与，需配备麻醉机或高频通气呼吸机；

• 麻醉师与内镜医师共用气道，需相互兼顾，对麻醉医师和麻醉设备的要求高；

• 密切观察病情，在保证患者安全、舒适情况下进行操作。用药量准确，既要麻醉制动，又要避免用药量过大产生呼吸抑制等并发症；

• 增加费用，麻醉药、呼吸机及监测费用占手术费用的一大部分，需事先与家属沟通好。

麻醉方法：患者自主体位。诱导前吸入纯氧 5 分钟。诱导时静脉滴注给予依托米酯 0.2 ～ 0.3 mg/kg、瑞芬太尼 0.4 ～ 0.6 μg/kg、罗库溴铵 0.3 mg/kg，待罗库溴铵起效、下颌肌肉松弛后垫肩，即可插入硬质气管镜或喉罩或气管插管。治疗中维持药物为异丙酚 4 ～ 6 mg/（kg·h）、瑞芬太尼 0.2 ～ 0.3 μg/（kg·min）。术中间断追加舒芬太尼。治疗结束前 30 分钟，静脉给予地塞米松 10 mg 或甲泼尼龙 80 mg。停止操作前 5 分钟停药，必要时应用拮抗药，让患者苏醒，恢复自主呼吸状态，并在 5 分钟左右拔出硬质镜，吸净口腔内的分泌物，待患者稳定后送回普通病房。术后与病房医师交班，说明术中情况和术后可能出现的并发症及注意事项。

罗库溴铵和维库溴铵都是中时效的非去极化肌松药，具有该类药物所有的药理作用特性（箭毒样作用），通过与运动终板处 N 型乙酰胆碱受体竞争性结合产生作用，其作用可被乙酰胆碱酯酶抑制剂如新斯的明、依酚氯铵和溴吡斯的明所拮抗。几乎所有患者均可获得合适的气管插管（包括硬质镜）条件，适合各类手术。罗库溴铵较维库溴铵起效快，作用时间短，可控性更强，尤其适合全凭静脉麻醉的诱导给药。

（4）术中操作

呼吸内镜医师能否熟练应用各种仪器设备，对 ERAB 有决定性的作用。根据目的的不同，支气管检查可分为诊断和治疗两种。以前，支气管检查只是为了搞清病因；现在，在查明原因的同时，可能同步进行治疗。因此，备齐并熟练操作各种诊疗设备，对 ERAB 也有非常重要的作用。呼吸内镜下有许多技术和设备，如活检钳、氩气刀、冷冻仪、光动力治疗仪、内支架，每一种技术和设备都有特殊的要求，需熟练掌握。如热消融热备，术前需连好电极、调整好能量功率，激光需准备好光导纤维和调整好激光能量，支架需选好型号等。需根据不同的技术和设备，制定个体化的 ERAB 方案。

术中呼吸内镜医师和助手间的配合默契程度，对手术进程也有重要作用。

（5）术后康复

ERAB 术后处理强调早发现、早处理并发症。对全凭静脉麻醉的患者，如情况允许，应尽早拔出气管插管或硬质镜，术后宜采取半卧位，不要去枕平卧。术后 2 ~ 3 小时可下床活动和经口进食。

22. 加速康复支气管镜的展望

ERAS 的普及和发展，体现现代精准医疗与循证医学的发展方向。经过 20 余年的不懈努力，ERAS 方案日趋成熟，出版了多个国际化指南，并扩展到多个学科。但遗憾的是，国内外呼吸内镜领域仍属空白。

未来 ERAB 必将引领呼吸内镜的发展方向。实际上，这些工作我们都在做，各种指南或共识也在制定中，但如何形成一个完整的 ERAB 体系，需要我们呼吸内镜医师、麻醉医师、手术室护士和病房护士、患者及其家属共同努力，以促进提高患者生存质量、改善患者预后、减少并发症、降低住院费用为目的的 ERAB 体系的建立，期望通过多学科资源整合，促进 ERAB 在呼吸内镜领域的形成和发展。目前倡导多学科协同诊疗模式，以患者为中心，依托多学科团队，制定规范化、个体化、连续性的综合诊疗方案，麻醉科医师积极主动参与，笔者组织编写的《加速康复支气管镜临床应用中国专家共识》即将发表，对现代医学 ERAB 的实施有着重要的意义。

参考文献

1. 王洪武，程庆好，孔令煜，等. 大力倡导加速康复外科在气管恶性肿瘤介入治疗中的应用. 中国肺癌杂志，2019，22（1）：1-5.

2. NELSON G，ALTMAN A D，NICK A，et al.Guidelines for pre- and intra-operative care in gynecologic/oncology surgery：enhanced recovery after surgery(ERAS®) society recommendations -Part I .Gynecol Oncol，2016，140（2）：313-322.

3. NELSON G，ALTMAN A D，NICK A，et al.Guidelines for postoperative care in gynecologic/oncology surgery：enhanced recovery after surgery（ERAS®）society recommendations -Part II .Gynecol Oncol，2016，140（2）：323-332.

4. DE GROOT J J, MAESSEN J M, SLANGEN B F, et al.A stepped strategy that aims at the nationwide implementation of the enhanced recovery after surgery program in major gynaecological surgery: study protocol of a cluster randomised controlled trial.Implement Sci, 2015, 10: 106.

5. 黄文起, 黄宇光. 多学科合力促进加速康复外科的发展. 广东医学, 2016, 37 (18): 2689-2691.

6. WATT D G, MCSORLEY S T, HORGAN P G, et al.Enhanced recovery after surgery: which components, if any, impact on the systemic inflammatory response following colorectal surgery? A systematic review.Medicine(Baltimore), 2015, 94(36): e1286.

7. ZEJUN N, WEI F, LIN L, et al.Improvement of recovery parameters using patient-controlled epidural analgesia for video-assisted thoracoscopic surgery lobectomy in enhanced recovery after surgery: a prospective, randomized single center study. Thorac Cancer, 2018, 9 (9): 1174-1179.

8. KANG S H, LEE Y, MIN S H, et al.Multimodal enhanced recovery after surgery (ERAS) program is the optimal perioperative care in patients undergoing totally laparoscopic distal gastrectomy for gastric cancer: a prospective, randomized, clinical trial.Ann Surg Oncol, 2018, 25 (11): 3231-3238.

9. 中华医学会肠外肠内营养学分会加速康复外科协作组. 结直肠手术应用加速康复外科中国专家共识（2015 版）. 中国实用外科杂志, 2015, 35（8）: 841-843.

（王洪武）

光动力治疗在肺部疾病中的应用

23. 光动力治疗的原理

PDT 原称光辐射疗法（photoradiation therapy，PRT）、光化学疗法（photochemical therapy，PCT），它是利用光动力反应进行疾病诊断和治疗的一种新技术。在临床上，光动力疗法通常仅指 PDT，而将光动力诊断称为荧光诊断。

PDT 的机制是光敏剂在细胞或组织吸收后，以特定波长的激光照射下产生活性氧物种（reactive oxygen species，ROS），包括单线态氧（$^1O_2$）、超氧阴离子自由基（$O_2^-\cdot$）、羟基自由基（OH·）、过氧化氢（H_2O_2）、脂质过氧化中间产物（LO·、LOO·、LOOH·）等，它们具有很强的细胞毒性，目前认为光敏反应生成的 ROS 是靶体损伤的主要杀手。不同光敏剂的光物理和光化学特性差异很大，但是产生光敏效应的途径相似。

Ⅰ型机制（也叫自由基机制）：光敏剂直接与底物或溶剂发生抽氢反应或电子转移，生产自由基或自由基离子。其中带负电荷的自由基与 O_2 发生电子转移作用，产生 $O_2^-\cdot$ ，进一步反应生成 $OH\cdot$ 等；碳中心的自由基可能会与氧反应生成过氧化自由基，进一步触发链反应导致大范围的氧化性损伤。

Ⅱ型机制（也叫单重态氧机制）：光敏剂三重激发态直接与氧发生能量传递反应，生成 $^1O_2$，它具有高反应活性和高氧化性，能高效氧化生物分子，如不饱和脂肪酸、蛋白质、核酸和线粒体膜等，诱导肿瘤细胞死亡。

上述两种机制可同时出现，两者杀灭肿瘤的大小取决于光敏剂的性质、底物、介质的性质、氧浓度及底物与光敏剂的结合程度。两种过程相互作用，相互促进，有些活性物质还可相互转化。

考虑到各种光源的波长及穿透能力，临床上多采用波长为 630 nm 的红光对肿瘤部位进行照射，此光源不但能较深地穿透组织，而且还能使血卟啉（hematoporphyrin，HP）和血卟啉衍生物（hematoporphyrin derivative，HPD）产生较强烈的细胞毒作用。要想达到治疗肿瘤的目的，必须具备以下 3 个条件：①光敏剂对肿瘤组织具有一定的选择性和亲和性，并能较长时间地滞留在肿瘤部位，从而使肿瘤部位与正常组织的光敏剂浓度差达到最大；②光敏剂在肿瘤组织中经光照能产生 ROS；③采用适当波长的光来激发光敏剂。满足以上 3 个条件才能达到治疗肿瘤的目的，为了增加照射的深度，长波长的光是必要的。

PDT 杀伤肿瘤的体内作用机制如下。

① PDT 对肿瘤细胞的影响：PDT 对肿瘤细胞有直接杀伤作用，但在 PDT 治疗肿瘤时，有的以直接杀伤肿瘤为主，有的可导致癌细胞凋亡。定位于线粒体和内质网的光敏剂一般易引起细胞凋亡，如血卟啉衍生物、原卟啉、艾拉（5-ALA）。很多研究者发现，弱 PDT 作用时，引起细胞凋亡；强 PDT 作用时，细胞迅速死亡。② PDT 对微血管的影响：PDT 的光敏反应可造成微血管破坏，激活血小板及炎性细胞，导致炎性因子释放，引起血管收缩、血细胞滞留凝集、血流停滞造成组织水肿、缺血、缺氧，从而杀伤肿瘤。③ PDT 对间质的影响：间质是肿瘤细胞生长的"瘤床"，对物质扩散、运输和新生血管形成具有重要作用，间质中光敏剂含量很高，PDT 对间质的破坏，对于防止肿瘤的残留或复发很重要。④ PDT 尚可继发抗肿瘤免疫反应。PDT 的作用引起肿瘤处的炎症反应（如淋巴细胞、白细胞和巨噬细胞浸润），出现组织感染和损伤的外在反应，发炎的过程与治疗部位免疫反应的程度密切相关。经 PDT 处理的肿瘤细胞外基质蛋白发生交联，交联蛋白可抵抗基质金属蛋白酶降解，阻碍癌细胞的转移。同时，在 PDT 诱导的炎症反应过程中释放的细胞外基质降解酶参与多种细胞因子和炎症因子的活化，促进免疫细胞在肿瘤局部的浸润。由此可见，肿瘤局部的

复杂变化为架起连接固有免疫和适应性免疫的桥梁提供了一个适宜的环境。

24. 光动力治疗的临床特点

（1）组织选择性好

组织选择效应是指 PDT 能在光照区域内较特异地作用于靶组织、靶细胞的现象。这是光动力疗法最突出的优点，可以最大限度地减少重要器官的功能丧失。例如，鲜红斑痣是一种真皮浅层毛细血管网扩张畸形，PDT 在去除病变毛细血管网时可以不损伤其上的表皮层和其下的真皮深层，因此不会遗留瘢痕；采用放疗和热疗方法治疗膀胱黏膜的多灶性肿瘤时，由于导致肌层纤维化，经常发生膀胱容量和顺应性降低的并发症，但采用 PDT 治疗可以避免这种情况。因此 PDT 特别适用于重要器官的高精度治疗。

（2）作用表浅

人体组织的光透射性较差。对大多数组织而言，PDT 的有效作用深度很难超过 10 mm。因此，PDT 的主要临床适应证是一些靶组织为"薄层"结构的疾病，如皮肤、黏膜的浅表肿瘤、鲜红斑痣、视网膜黄斑变性、动脉粥样硬化和牛皮癣等疾病。对于深部肿瘤或瘤体较大的肿瘤，必须通过特殊的照射方法加以解决。

（3）对微血管组织的损伤作用强

血管内皮细胞直接接触血流，细胞表面积大，对光敏剂吸收迅速，在光动力反应中消耗的光敏剂和氧可以得到快速补充，血液中产生的 $^1O_2$ 也可以直接损伤内皮细胞膜，所以 PDT 对微血管组织的选择性好，作用强。因此 PDT 特别适用于微血管疾病的治疗，如鲜红斑痣、视网膜黄斑变性、食管静脉曲张栓塞治疗后遗留的微血管等疾病；同时也适用于通过破坏微血管可以实现治疗目的的疾病，如肿瘤。

（4）是一种局部治疗方法

PDT 的治疗作用仅限于光照范围内，故只适用于病变范围局限的疾病。例如，PDT 具有抗病毒作用，但它只能用于局部病毒感染，如乳头状瘤。

（5）全身不良反应少

由于 PDT 是一种局部治疗方法，无明显的全身副作用，所以特别适用于一般情况差、不能耐受其他治疗方法的患者，并且可以多次重复使用。

25. 光动力治疗的优势

PDT 的优点不同于传统的手术、放疗和化疗三大治疗肿瘤手段，它对靶组织及损伤程度都具有可选择性，可减少对正常组织的损伤。与手术、化疗、放疗等常规治疗手段相比，光动力学疗法有如下重要优点。

（1）创伤很小：借助光纤、内窥镜和其他介入技术，可将激光引导到体内深部进行治疗，避免了开胸、开腹等手术造成的创伤和痛苦。

（2）毒性低微：进入组织的光敏药物，只有达到一定浓度并受到足量光照射，才会引发光动力学反应而杀伤肿瘤细胞，是一种局部治疗的方法。人体未受到光照射的部分，并不产生这种反应，人体其他部位的器官和组织都不受损伤，毒性低，安全，不会引起免疫抑制和骨髓抑制。

（3）选择性好：光动力疗法的主要攻击目标是光照区的病变组织，对病灶周边的正常组织损伤轻微，这种选择性的杀伤作用是许多其他治疗手段难以实现的。

（4）适用性好：光动力疗法对不同细胞类型的癌组织都有效，适用范围广；而不同细胞类型的癌组织对放疗、化疗的敏感性可有较大的差异，应用受到限制。

（5）可重复治疗：癌细胞对光敏药物无耐药性，患者也不会因多次 PDT 而增加毒性反应，所以可以重复治疗。

（6）可姑息治疗：对晚期肿瘤患者，或因高龄、心肺肝肾功能不全、血友病而不能接受手术治疗的肿瘤患者，光动力疗法是一种能有效减轻痛苦、提高生活质量、延长生命的姑息性治疗手段。

（7）可协同手术提高疗效：对某些肿瘤，先进行外科切除，再施以 PDT，可进一步消灭残留的癌细胞，减少复发机会，增强手术的彻底性；对另一些肿瘤，有可能先做 PDT，使肿瘤缩小后再切除，扩大手术的适应证，提高手术的成功率。

（8）可与化疗联合，增强疗效。近年来，化疗与光动力联合治疗恶性肿瘤逐渐应用于临床，并取得了较好的治疗效果。一方面，PDT 可辅助化疗，增强靶向特异性，并通过改变血管通透性介导药物更好地在肿瘤区富集；另一方面，化疗可辅助 PDT，清除残余肿瘤细胞并抑制损伤血管的再生。二者联合治疗，可增强抗肿瘤疗效并减少全身毒副作用。

（9）靶向性强：进入组织的光动力药物，只有达到一定浓度并受到足量光辐照，才会引发光毒反应杀伤肿瘤细胞，是一种靶向治疗的方法。人体未受到光辐照的部分，并不产生这种反应，其他部位的器官和组织都不受损伤，治疗后患者恢复迅速。

（10）PDT 联合放疗：放疗与卟啉类光敏剂 PDT 是安全有效的。一般主张先做 PDT 后放疗，若先做放疗，需待 1 个月后放疗的急性炎性反应期过后，方可行 PDT。

（11）PDT 联合分子靶向药物：目前研究表明厄洛替尼联合 PDT 能够增强 PDT 的疗效，同时 PDT 可降低酪氨酸激酶抑制剂（tyrosine kinase inhibitors, TKI）类药物的耐药性，改善患者的预后。

（12）PDT 联合免疫治疗：光动力免疫疗法（photodynamic immuno therapy，PDIT）逐渐引起人们的关注。PDIT 是将 PDT 和免疫疗法联合应用于疾病的治疗中，使两种疗法协同发挥疗效的治疗方法。但目前这些研究均在实验室阶段，尚无大规模临床应用证据。

（13）可消灭隐性癌病灶：临床上有些肿瘤，如膀胱移行细胞癌，在主病灶外可能有散在的肉眼看不见的微小癌巢，常规治疗手段只能去除主病灶，对隐性癌巢无能为力，但用光动力疗法采取全膀胱充盈后表面照射的方法，能消灭可能存在的所有微小病变，从而大大减少肿瘤复发的机会。

（14）可保护容貌及重要器官功能：对于颜面部的皮肤癌、口腔癌、阴茎癌、宫颈癌、视网膜母细胞瘤等，应用光动力疗法有可能在有效杀伤癌组织的情况下，尽可能减少对发病器官上皮结构和胶原支架的损伤，使创面愈合后容貌少受影响、保持器官外形完整和正常的生理功能。

26. 光动力治疗在肺部疾病中的应用

PDT 可用于中央型气道、肺内或纵隔淋巴结病变及胸膜腔病变的治疗。

（1）PDT 在中央型气道肿瘤中的应用

1）适应证

①早期病变的治疗：a. 早期中央型肺癌；b. 原发性气管恶性肿瘤，此类患者经过 PDT 后，有望达到根治目的。需满足如下条件：

需经过 CT、EBUS 或 OCT、NBI 或是 AFB 确认。病理证实为恶性肿瘤，且病变累及黏膜、黏膜下层，未累及软骨，病变厚度＜ 1 cm，无淋巴结及远处转移，患者无法耐受手术或不接受手术治疗。

②姑息性治疗：a. 原发性或转移性气管恶性肿瘤，管腔堵塞＜ 50%；b. 原发性或转移性支气管恶性肿瘤；c. 多原发中央型肺癌；d. 肺癌手术后残端局部复发；e. 中央型肺癌放疗后局部复发。

需满足如下条件：肿瘤呈管内型或是管内＋管壁型，以管外型为主的混合性病变不建议行腔道 PDT。

2）禁忌证

①血卟啉症及其他因光而恶化的疾病；②已知对卟啉类或对任何赋形剂过敏者；③现在正在用光敏剂进行治疗；④计划在 30 天内行外科手术治疗者；⑤存在眼科疾病需在 30 天内需要灯光检查者；⑥严重的心肺功能不全、肝肾功能不全，不能耐受支气管镜下治疗；⑦明显的凝血功能障碍；⑧肿瘤已侵犯大血管、气管食管肿瘤贯通性浸润；⑨食管气管瘘、气管纵隔瘘、支气管胸膜瘘、支气管管壁结构被破坏；⑩气管肿瘤致管腔重度狭窄者（＞ 75%），严禁直接行 PDT；⑪孕妇慎用：血卟啉衍生物被认为是怀孕风险 C 级（毒性，无致畸）的药物，具有非透析性。

3）术前准备

①术前检查：a. 实验室检查：血常规、肝肾功能、凝血功能、乙肝五项、抗丙型肝炎病毒、性病组合；b. 肺功能检查、心

电图、UCG；c. 胸部CT平扫＋增强＋气管树的三维重建：明确管壁厚度、是否浸透全层、与邻近器官有无浸润、与邻近血管有无浸润、有无邻近淋巴结转移；d. 气管镜检查：观察病变的部位、个数、厚度及管腔堵塞程度。如有条件建议同时行超声支气管镜、荧光支气管镜检查，明确病变的范围及厚度。

②知情同意及告知：告知患者及其家属PDT治疗的过程、术中和术后的风险及并发症、预后及随访情况。告知该项治疗的优缺点及其他可选择的治疗方案，并取得患者及家属的同意。

③病房要求：病房内避免太阳光直射入内，采用小功率乳白色灯光照明或使用台灯。

④患者注射光敏剂后需待在房内，医师应密切注意观察病情变化。

4）PDT治疗设备、光敏剂和光纤

①设备：630 nm光动力治疗仪，发射功率1～2 W。②光敏剂：喜泊分（血卟啉注射液），剂量2～3 mg/kg，皮试阴性者方可使用。③光纤：柱状光纤。

5）操作过程及技巧

①进行气管镜下PDT的步骤

首先要根据病情的轻重，选择局部麻醉或全身麻醉进行支气管镜检查。单纯行PDT可用可弯曲支气管镜，如需削瘤，则需行硬质镜下操作。术中评估需治疗的肿瘤长度、确定照射范围，并制订相应的治疗计划。

　　静脉注射血卟啉注射液 40 ～ 48 小时后（肿瘤组织与周围正常组织中药物浓度差最佳时），可使用点光谱学进行血药浓度水平检测，也可直接进行光纤照射。应用波长为 630 nm、能量密度为 150 ～ 200 J/cm² 的光纤照射可缓解支气管肺癌的梗阻症状，并对支气管黏膜病变进行治疗。此后第 2、第 3 天再连续照射 2 次，光动力照射前，需先清理治疗部位表面的坏死物。切忌过度清理，避免出血。如果出血量较多，则说明清理范围大大超出 PDT 的深度，需立即停止。根据残存病变的情况决定是否行第三次照射，若在注射药物后的 96 ～ 120 小时重复照射，则无须再注射血卟啉注射液。实际上多数患者在院期间会接受至少 2 次照射，少数患者接受 3 次照射。在光动力照射 1 周后需再次清理治疗部位表面的坏死物，避免管腔堵塞。对于气管及主支气管处病变建议先将大块的肿瘤削除，针对肿瘤的残根进行 PDT，可获得更优的疗效。若无条件进行削瘤处理，亦可将光纤直接插入瘤体内照射，参考表面照射的剂量。

　　②操作技巧

　　在支气管镜引导下将柱状光纤送入需要照射的病变区。当肿瘤相对平整时可将光纤放置于肿瘤的一侧，对于瘤体巨大及腔内型的可将光纤插入瘤体内。柱状光纤通常用于中央型气道梗阻的患者，一般根据所需治疗肿瘤的长度选择不同治疗波长的光纤。

将光纤恰当地分布，避免过多照射非肿瘤组织，同时避免肿瘤组织重复照射。因此，在光动力照射前，需要在气管镜下评估肿瘤的长度，选择合适波长的光纤对肿瘤进行照射是尤为重要的。在肺和肿瘤组织中，630 nm 波长的光纤穿透深度为 5～10 mm，主要取决于功率密度和光纤波长。目前常用的光源为半导体激光器，它所发射的激光，是一种非热能的激光，不会引起气道内着火。血卟啉注射液的光活化作用主要通过总的照射剂量所控制。在支气管肿瘤治疗时，能量密度为 150～200 J/cm^2，需设定好总功率后进行相应的照射。

③避光宣教

着重对患者进行避光宣教：告知其避光的时间及程度。给药第 1 周时患者的皮肤和眼睛对光线十分敏感，此时需严格避光，避免直接暴露在阳光下的一切可能。室内可使用一个 60 W 以下的黄炽灯泡的台灯，可以观看电视，安全距离至少 2 米以上。最好不要使用电脑或手机。

第 3～4 周患者的皮肤对光线还有一定的敏感性，需避免强烈阳光直射和室内强光照明。患者可以在夜晚外出活动。若必须白天去户外，建议其在阴天出行，或避开上午 10 点至下午 2 点光线最强时段。患者需戴上墨镜（＜4% 透光率）、手套、宽边帽，穿长袖衬衫、长裤和袜子。此期间建议患者要避免明亮的光线如阅读灯的照射；尽管普通室内光线不是有害的，但也应该避免天窗直接照射的光线，可挂窗帘或躲避在阴影内。

30 天后，建议患者进行光敏感试验，把他们的手放在一个有直径 2 cm 的洞的纸袋内，暴露在阳光下照射 10 分钟；如果在 24 小时内出现肿胀、发红，或水疱，则患者应继续避光，2 周之后再进行重新测试；如果在 24 小时之内没有任何反应发生，患者可逐渐恢复接触阳光。可尝试第 1 天暴露于光照下 15 分钟，如没问题，可逐步增加暴露时间。初期建议避开阳光最强时段（上午 10 点至下午 2 点）。至少 3 个月不要进行日光浴或使用太阳灯或日光浴床，还需避免眼部检查。

④医务人员在操作过程中需佩戴防护眼镜

防护眼镜参数要求：a. 激光防护眼镜上应标明防护的波长范围和光密度值，防护波长为 600 ~ 760 nm，光密度值为 4；b. 防护眼镜对激光输出波长的光密度 ≥ 4；c. 可见光透射比 ≥ 30%。

6）疗效评价

参考《呼吸道肿瘤光动力治疗临床应用中国专家共识》（2019 版）。

①近期疗效（PDT 治疗后 1 个月）

a. 完全缓解（complete remission，CR）：支气管腔内癌变完全消除，黏膜活检病理未见肿瘤细胞；b. 部分缓解（partial remission，PR）：支气管腔内癌变的长度 × 厚度的乘积较治疗前缩小 ≥ 30%，黏膜活检病理仍有肿瘤细胞；c. 疾病稳定（stable disease，SD）：既没缓解，也没进展，黏膜活检病理仍有肿瘤细胞；d. 疾病进展（progressive disease，PD）：癌变范围超过原病灶区，活检有肿瘤细胞。

②远期疗效

a. 总生存期（overall survival，OS）：从治疗开始到因任何原因引起死亡的时间；b. 无进展生存时间（progression free survival，PFS）：从治疗开始到肿瘤进展或死亡的时间。

治疗前后应定期评估，每次评估都需要行胸部 CT 平扫＋增强、支气管镜检查、取组织活检作为客观评价依据。

7）并发症及其处理

①常见并发症

a. 光敏反应：发生率为 5%～28%。临床表现主要为皮肤过度晒伤样改变，如充血、红肿、辣痛，少数出现皮疹，多为红斑、丘疹，伴瘙痒或灼痛，重者可能出现脱皮、水疱。后期可能出现色素沉着。对患者进行避光教育是整个治疗的一部分，告知患者使用保护性的服装及注意事项是十分重要的。一旦发生，在皮肤最初出现麻刺感或红斑时，应立即躲避阳光，用冷水湿敷发热红肿的部位，此后需避免阳光直射 2 周。对于出现皮疹者，可口服抗过敏药物，局部涂抹含激素类的药膏。明显肿胀、出现水疱者，为严重的光毒性反应，需静脉使用激素类药物、口服抗过敏药，避免接触阳光。

b. 咳嗽：发生率为 15%～34%。以刺激性咳嗽为主、常伴有咳痰费力、咳少量白色黏痰者，进行照射后可以常规给予口服止咳祛痰药物如氨溴索、乙酰半胱氨酸等；对于咳嗽较剧烈的患者，给予中枢镇咳药物如阿桔片、磷酸可待因片口服，辅以中药止咳化痰药物如苏黄止咳胶囊、十味龙胆花胶囊等。夜间因咳嗽不能入睡者，可根据病情加用镇静药物。

c. 呼吸困难：发生率为 18%～32%。主要表现为胸闷、活动后气短。常为照射后坏死物形成堵塞管腔，形成全肺不张时，患者可出现胸痛。一旦发生及时行气管镜下治疗，清理坏死物，维持管腔通畅。

d. 发热：一般体温在 37～38 ℃。可能为肿瘤坏死的吸收热或是肿瘤照射后形成的坏死物堵塞管腔导致阻塞性肺炎所致。可行对症退热、抗感染等治疗，必要时行气管镜下清理坏死物。

e. 咯血：以血丝痰为主，可能是在清理坏死物时损伤正常组织，或对于结构较为松散的肿瘤组织照射后组织坏死脱落，肿瘤创面过大，渗血所致。可对症给予止血药物或是在气管镜下用氩气刀烧灼止血。

常见并发症相对比较轻微，患者能耐受，对症处理后症状很快可以消失。

②严重并发症

a. 急性黏膜水肿：光照后炎性因子释放，引起血管收缩、血细胞滞留凝集、血流停滞造成组织水肿。临床表现为突发呼吸困难、口唇发绀、喉鸣、大汗、不能平卧、血氧饱和度进行性下降、心率增快、血压升高，严重时可出现窒息死亡。窒息多发生于病变位于中央气道Ⅰ区邻近声门处，为光照后声门水肿所致。对于此类患者术后连用 3 天激素如甲泼尼龙 40 mg，静脉注射，1 天 1 次，术后将气切包备于床旁。一旦患者出现呼吸困难、血氧饱和度进行性下降，立即在气管镜引导下行气管插管，插管困难时立即行气管切开。

b. 穿孔：当气管、支气管、食管、胃肠道等空腔脏器的恶性肿瘤进行 PDT 时，若肿瘤侵及空腔脏器的管壁全层，照射后肿瘤组织坏死，随着坏死物的脱落，则较易形成穿孔。当病变累及邻近脏器（如食管）则出现食管气管 / 支气管瘘。常表现为咳嗽、咳痰突然加重，痰中带血量明显增多，伴有进食、饮水呛咳时，需高度怀疑穿孔的可能。尽快行胸部 CT、上消化道造影及气管镜检查以明确诊断。一旦明确有食管气管瘘，可考虑放置气管覆膜支架封堵瘘口。在瘘口未封堵成功前禁止经口进食水，需放置肠内营养管或是空肠造瘘，行营养支持治疗。

c. 瘢痕狭窄：PDT 治疗后肿瘤组织坏死脱落，局部黏膜纤维化形成瘢痕，瘢痕组织收缩导致管腔狭窄。临床表现：早期可无症状，后期随管腔狭窄的加重，逐步出现咳嗽、咳痰费力、活动后气短，呈进行性加重。行气管镜检查可见经 PDT 后中心气道内的肿瘤消失，局部黏膜形成瘢痕，管腔狭窄。因肿瘤组织已消失，且为良性病变，可选用球囊扩张、气管内支架置入等治疗，维持管腔通畅。

d. 致死性大咯血：考虑原因为肿瘤侵及邻近大血管，当肿瘤组织经 PDT 后出现坏死，随着坏死组织脱落，形成支气管动脉瘘，导致致命性大咯血的发生。一旦出现应立即行气管插管，并建立静脉通路，嘱患者取患侧卧位，给予药物止血、气管镜下球囊压迫止血、支气管动脉栓塞止血等治疗，必要时可行外科干预。

（2）间质光动力治疗

对肺内周围型病变或肺门/纵隔淋巴结病变，需将光纤插入病灶内进行照射，此为间质 PDT。

对靠近胸膜的磨玻璃结节或多发性肺结节，可能更适合间质 PDT，这比消融治疗不良反应轻，损伤小。

给药方法：通过静脉注射喜泊分（血卟啉注射液），剂量 2～3 mg/kg，皮试阴性者方可使用。给药 40～48 小时后进行照射。光照参数为：波长 630 nm、功率密度 100～200 mW/cm^2，总能量密度 150～200 J/cm^2。使用柱状光纤，间断光照（照射 3～5 分钟，间隔 1～3 分钟）疗效明显优于持续光照。

对周围型肺结节可在 CT 引导下或导航支气管镜引导下将光纤插入到病灶内，进行 PDT。而对肺门或纵隔淋巴结则需在

EBUS 引导下或 CT 引导下将光纤插入到病灶内，进行 PDT。每次照射范围：直径 2 cm × 光纤长度（cm）。需根据病灶大小，决定插入光纤的数量和位置。

　　日本学者乌苏达报道了一种外径为 1.0 mm 的复合型光纤镜（COF）的新型微创激光装置，可以将其引入周围肺部病变进行激光照射。他们进行了这项 I 期临床研究，以研究使用他拉泊芬钠和新型激光探针治疗外周型肺癌的 PDT 的可行性和抗肿瘤作用。共有 7 例周围型肺癌患者（肿瘤直径 ≤ 2 cm），包括 5 例男性和 2 例女性患者，使用新型激光探头 COF 接受他拉泊芬 PDT 治疗，该探针允许对肺癌病变进行精确的激光照射，同时观察和照射肺部外围区域的癌症病变。为了获得明确的组织病理学／细胞学诊断，先使用 GS 和（或）R-EBUS 对周围肺肿瘤进行了 TBLB。先对 3 例患者使用 50 J/cm^2，后对另外 4 例患者使用 50 J/cm^2。PDT 后 2 周至 3 个月随访，未发现肺炎等并发症。6 个月时进行评估，发现 3 例治愈（CR），4 例稳定（SD）。结果表明，PDT 是早期外周型肺癌的一种可行和非侵入性治疗方式。将来，PDT 可能成为周围型肺癌的标准治疗方案。

　　但目前临床应用尚不多，很多技术参数有待深入探讨。

　　（3）恶性胸腔积液的 PDT

　　恶性胸腔积液可分为原发性和继发性。原发性即恶性胸膜间皮瘤，继发性即其他部位的恶性肿瘤经血行转移而来，如肺癌、乳腺癌、肝癌等。

　　恶性胸膜间皮瘤分为局限型和弥漫型。局限型以手术切除为主，而弥漫型手术难以彻底切除，术中往往结合放疗和PDT等，以达到更好的疗效。在胸腔PDT前首先行壁层胸膜和脏层胸膜剥脱术，将胸腔内的所有肿瘤切除干净，术中行PDT。

　　胸腔PDT需要一种特殊的PDT系统（图4），目前只在美国费城有这种特殊的装置。PDT治疗计划系统使用从红外摄像机获得的激光源位置来计算光通量分布，以监测胸膜腔表面的光通量均匀性；并使用一种新的重建算法来确定胸膜腔表面轮廓。在这项研究中，提出了一种新的方法，基于光分布模型与光施用器的空间定位的结合，用于实时估计和显示医学图像上的应用剂量。该可行性方法在恶性胸膜间皮瘤的胸腔内PDT中得到了证明。

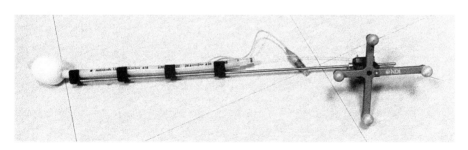

图4　胸腔光动力治疗棒：光纤和光弥散器。治疗棒连接到跟踪刚体上（见彩插3）

　　（摘自：ZHU T C, LIANG X, KIM M M, et al. An IR navigation system for pleural PDT. Front Phys, 2015, 3：9.）

最近他们又开发了八通道 PDT 剂量计，以在 PDT 期间同时测量胸膜腔中 8 个不同部位的光通量和光敏剂浓度。每个通道使用带有分叉光纤的各向同性检测器，以确保检测到的光均匀地分配到光电二极管和光谱仪。使用红外导航系统监测光通量率分布。导航系统允许在整个胸膜腔中进行 2D 光通量映射，而不仅仅是选定的点。八通道 PDT 剂量计系统和红外导航系统的组合，可以实时计算胸膜腔内的光通量率，为确定整个胸膜腔 PDT 剂量的分布提供了平均值，以研究 PDT 剂量在胸膜腔上的异质性。

给药方法：血卟啉衍生物（Photofrin）：每位患者均静脉注射 2 mg/kg，24 小时后光照 630 nm，60 J/cm^2。Foscan：4 mg/kg，48 h 药物间隔时间，665 nm，15 ～ 45 J/cm^2。胸腔内充满稀释为 0.01% 的脂肪乳，以助光线散射。术中通常在 60 ～ 100 分钟内光纤通过脊髓针进入胸腔行光照。

Rice 报道了 10 例患者接受质子治疗（PT）作为保留肺的扩大胸膜切除术（ePD）/ PDT 后的辅助治疗，或作为多模式治疗的一部分在 ePD/PDT 后作为挽救治疗。结果：PT 完成后的中位随访时间为 7.1 个月，诊断后的中位随访时间为 20.2 个月。PT 结束后的中位生存期为 19.5 个月，1 年和 2 年生存率分别为 58% 和 29%。通过诊断测量，中位生存期为 30.3 个月。

Friedberg 和他的同事报道了 PDT+EPD 方案在 MPM 治疗中

的应用，整个队列的中位生存期为 36 个月，并且 N0 患者总生存期超过 7 年。

国内尚未见类似报道。

国内大多在内科胸腔镜下行胸腔 PDT。有时可以使用荧光支气管镜代替内科胸腔镜来进行操作，其具有操作灵活、观察视野更大等优点，而且可利用荧光寻找微小、隐匿病灶。

给药方法：按内科胸腔镜操作常规，插入胸腔镜后探寻病灶范围和厚度，特别对包裹性积液，应将囊壁撕破，将腔内的液体吸出。对管壁上较大的肿块，应将其切除，残根部位行 PDT。其余给药方法同间质 PDT。

一般照光只有一次，照射时间根据病变范围而定。留置胸腔引流管充分引流坏死物质，若胸膜腔内存在较多粘连时，术后应经胸管注入纤维蛋白溶解药物，如尿激酶 10 万 U+ 生理盐水 20 mL，夹管 4 小时引流，每日 1 次。一般术后 48～72 小时，引流量小于 100 mL/d 且无漏气，影像学提示肺膨胀良好、胸腔积液明显减少时，即可拔除胸管。

术后 1 个月按要求避光、术后可再结合 PD-L1 抑制剂序贯治疗。

目前内科胸腔镜下 PDT 并未广泛应用，国内外尚无专家共识，还有许多细节尚未明确，如光敏剂及照射光剂量如何计算，如何在增强疗效的前提下降低发生不良反应的风险，术中是否可进行实时监测激光剂量等问题，有待进一步研究。

参考文献

1. 丁慧颖. 光动力治疗基本原理及其应用. 北京：化学工业出版社，2014：4.

2. 王洪武. 电子支气管镜的临床应用. 北京：中国医药科技出版社，2013：208-219.

3. GALLAGHER-COLOMBO S M, MILLER J, CENGEL K A, et al.Erlotinib pretreatment improves photodynamic therapy of non-small cell lung carcinoma xenografts via multiple mechanisms.Cancer Res, 2015, 75 (15): 3118-3126.

4. 樊帆，朱敦皖，张琳华. 肿瘤化疗协同光动力疗法联合免疫治疗的研究进展. 国际生物医学工程杂志，2017，40（4）：262-268.

5. WANG M, SONG J, ZHOU F F, et al.NIR-triggered phototherapy and immunotherapy via an antigen-capturing nanoplatform for metastatic cancer treatment. Adv Sci (Weinh), 2019, 6 (10): 1802157.

6. KIMURA M, MIYAJIMA K, KOJIKA M, et al.Photodynamic therapy (PDT) with chemotherapy for advanced lung cancer with airway stenosis.Int J Mol Sci, 2015, 16 (10): 25466-25475.

7. SHAFIRSTEIN G, BATTOO A, HARRIS K, et al.Photodynamic therapy of non-small cell lung cancer narrative review and future directions.Ann Am Thorac Soc, 2016, 13 (2): 265-275.

8. KIM J, SANTOS O A, PARK J H.Selective photosensitizer delivery into plasma membrane for effective photodynamic therapy.J Control Release, 2014, 191: 98-104.

9. USUDA J，INOUE T，TSUCHIDA T，et al. Clinical trial of photodynamic therapy for peripheral-type lung cancers using a new laser device in a pilot study. Photodiagnosis Photodyn Ther，2020，30：101698.

10. BETROUNI N，MUNCK C，BENSOLTANA W，et al. Real-time light dosimetry for intra-cavity photodynamic therapy：application for pleural mesothelioma treatment. Photodiagnosis Photodyn Ther，2017，18：155-161.

11. RICE S R，LI Y R，BUSCH T M，et al. A novel prospective study assessing the combination of photodynamic therapy and proton radiation therapy：safety and outcomes when treating malignant pleural mesothelioma. Photochem Photobiol，2019，95（1）：411-418.

12. FRIEDBERG J S，SIMONE C B 2ND，CULLIGAN M J，et al. Extended pleurectomy-decortication-based treatment for advanced stage epithelial mesothelioma yielding a median survival of nearly three years. Ann Thorac Surg，2017，103（3）：912-919.

13. 中国呼吸医师协会介入委员会胸膜疾病专业组. 内科胸腔镜下光动力治疗胸膜肿瘤的专家共识. 中华肺部疾病杂志（电子版），2022，15（5）：615-620.

（王洪武　邹珩）

呼吸介入治疗的元宇宙：前生、今世与未来

元宇宙（Metaverse）一词诞生于1992年尼尔·斯蒂芬森（Neal Stephenson）的科幻小说《雪崩》（Snow Crash），小说描绘了一个庞大的虚拟现实世界，在这里，人们用数字化身来控制，并相互竞争以提高自己的地位。实际上，它就是一个虚拟的新世界，生活在那个时代的人类将会拥有两个身份，一个是虚拟身份（具有唯一性），一个是现实身份。元宇宙类似一个完全虚拟的多人社交世界，它可以是单纯的社交娱乐，也可以是一个游戏的服务器，每一个玩家在其中都有属于自己的虚拟身份，并且可以完全沉浸其中，与其他玩家进行社交、对战、娱乐等行为。

2021年10月28日，Facebook首席执行官扎克伯格宣布将公司改名为Meta，并称未来几年，Facebook将从一家社交媒体公司转变为一家元宇宙公司，让"元宇宙"提前预订年度热词，

因此 2021 年也被称为元宇宙元年。

元宇宙的最新定义：是利用科技手段进行链接与创造的，和现实世界映射与交互的虚拟世界，具备新型社会体系的数字生活空间。

其实，关于元宇宙的思想源头，比较公认的是美国数学家和计算机专家弗诺·文奇教授，他在 1981 年出版的小说《真名实姓》中，创造性地构思了一个通过脑机接口进入并获得感官体验的虚拟世界。尽管这个构想到今天还没有实现，但是脑机接口已经在近几年取得了较大进展。

27. 元宇宙的前生

在战国时代，古人就称"四方上下曰宇，往古来今曰宙"，宇宙就是一个时空概念。

河图、洛书是远古时代流传下来的两幅神秘图案，源自天上星宿，蕴含着深奥的宇宙星象密码，被誉为"宇宙魔方"，历来被认为是中华文明的源头。河图的这个"河"，其实指的是星河、银河。二十八星宿也是从银河里面出来的。西汉经学家孔安国解释说："河图者，伏羲氏王天下，龙马出河，遂则其文，以画八卦。"龙马的外形非常奇特，在马身上长有龙鳞，故称龙马。这匹龙马赤文绿色，高八尺五寸，似骆而有翅，踏水不没。河图最初的原型是一条白色旋转的龙，将银河画成白龙，围绕着中点运转，而这个中点是北极星。这幅图在后来演变成了一黑一白两条龙，逐渐成为今人熟悉的太极阴阳图。

洛书，是远古文明的产物，是一种关于天地空间变化的脉络图案。它以黑点与白点为基本要素，以一定方式构成若干不同组合，并整体上排列成矩阵的图式。洛书 1 ~ 9 数是天地变化数，万物有气即有形，有形即有质，有质即有数，有数即有象，"气、形、质、数、象"五要素用河图洛书等图式来模拟表达。"洛书"之意，其实就是"脉络（venation）图"。洛书，实际上表达是空间，包括整个水平空间、二维空间，以及东西南北这个方向。洛书上，纵、横、斜三条线上的三个数字，其和皆等于 15。八卦五行是分门别类；如何组织成有序运作的整体，就是洛书之功用。河图、洛书是远古时代人民按照星象排布出时间、方向和季节的辨别系统。不难想象，两幅龙马、神龟图，就能勾画出大千世界的万事万物，其中的许多奥秘现在仍然未知，这应该是元宇宙的始祖，也充满着中国人的智慧。

我国古代小说《西游记》、英国现代小说《哈利波特》均体现了元宇宙的特色。

28. 元宇宙的今世

人们比较熟悉的元宇宙，大多是游戏、社交、经济等。事实上元宇宙在医疗上的应用早已非常广泛，可能比其他领域来得都更早一些。元宇宙的一些基本组件：虚拟现实（virtual reality,

VR）、增强现实（argumented reality，AR）、混合现实（mixed reality，MR）、扩展现实（extended reality，XR）和 AI 已经在呼吸介入治疗中有了广泛应用。

《元宇宙通证》中指出了元宇宙六大支撑技术（BIGANT）：区块链（blockchain）、交互技术（interactivity）、电子游戏技术（game）、AI、网络及运算技术（network）、物联网技术（internet of things）。这些技术在医疗领域都有了一定程度的融合，在呼吸介入治疗领域也不例外，目前广为应用的在线视频会议、虚拟办公场景、教育培训、社交、远程会诊、远程手术、各种导航技术，早已在呼吸介入领域中得到广泛应用，遗憾的是，我们并未感知到这是元宇宙时代，但事实上，我们已享受到元宇宙的红利。

纵观呼吸介入治疗近几年的发展，可能目前还没能从理论上阐述元宇宙在呼吸介入治疗中的地位，但仔细分析所做的工作，不得不感叹元宇宙的魅力。

医疗教育培训：计算机虚拟技术为医学模拟培训带来一场新的革命，它的出现成为虚拟模型系统史上划时代的进步。通常医学生的实操课或者医务工作者接受培训时，需要在实物或者人体进行操作，现在可以使用 VR、AR 等技术，在虚拟的情况下达到和现实一样的效果。以前，初学支气管镜的人都通过支气管模型进行训练，只能练习简单的插镜动作和辨识支气管的结构，无法进行活检、刷检等训练，现在有了支气管镜模拟训练仪，可动态地练习出入声门的结构，可模拟活检、穿刺等技术，而且还有刺激性咳嗽、出血等模拟场景，通过 3D 动画，还可辨识病灶与血管的关系等，实操逼真性大大提高，缩短了训练周期。使用者可以在 3D 中可视化一系列支气管镜手术，由于该过程是虚拟执行的，所以允许学生犯错误并接受教师的反馈，学生可以随时随地进行训练，不再受到地理位置的限制。总之利用虚拟模型系统开展临床技能培训工作，倡导以尽可能贴近临床真实环境和更符合医学伦理学的方式为临床医师提供便利，不仅省时、省力，而且减少了不必要的创伤。

助力呼吸内镜医师手术：在支气管镜介入治疗过程中，准确定位、避免大出血是重要的环节。通过 EBUS、VR 或 AR 技术，躲避错综复杂的血管结构，精准病灶定位，安全完成各种操作。目前，EBUS、支气管镜导航（包括虚拟导航和实时导航）、经皮穿刺导航已在临床广泛应用，而且不必佩戴游戏中的眼镜，极大地方便了操作。手术中的逼真模拟、精准的辅助引导，也可大大缓解医师的压力，使手术更加省时高效。一个经典的例子就是上海胸科医院孙加源等教授于 2015 年在国际上首先进行导航支气管镜引导下的射频消融治疗肺部肿瘤研究成果，被审稿人评价为"期待已久的支气管内治疗技术"。

目前通过 360° XR 可视化技术为患者及医师提供沉浸式的、由内而外的患者解剖结构视图，使他们能够看到看不见的位置——从患者参与、手术计划、医师跨学科合作到进入手术室，可在患者的整个门诊及手术过程中提供帮助。传统的情景模拟训练就是通过角色扮演、实物演示等方式为患者设立情景，并在特定的情景中处理相关事情的一种方法，研究认为，围术期通过对患者实施情景模拟训练，将有助于患者更好地认识疾病，减轻患者错误认知引起的不良情绪，提高患者的治疗信心、促进遵医行为。现在有了全息投影技术，将大大助力情景模拟训练，给医师和患者都带来更好的体验，有利于更好的医患关系。而医师还可以在手术时全息投影，加上患者自身的数据，可以减少手术时间、并发症发生率和辐射暴露。

VR 全景直播是目前非常火的一种直播方式，相对于传统直播来说，VR 全景直播用户可以跟随镜头观看 360° 的现场播放，并且可以跟随自己的意愿控制镜头上下左右的移动，就和进入现场的观感是一样的！专家可实时转播自己的手术，亦可远程辅导手术，缩短了空间距离，更有现实感。

2018 年 1 月 25 日广州呼吸健康研究院呼吸内镜中心李时悦教授团队联合胸外科陈汉章教授团队圆满完成射频消融导管用于肺部肿瘤消融术，为 NSCLC 和肺转移癌的治疗揭开新的一页。研究团队在术前对患者使用 LungPro 软件对患者高分辨 CT（high resolution CT，HRCT）进行 3D 重建和评估，使用支气管镜导航功能进行规划，避开支气管周边血管，确定经右中叶支气管到病灶的安全路径。成功穿刺建立通道后，在 LungPro 系统精准定位下置入 RFA 消融探头至病灶中心，顺利完成消融治疗。

2018 年，由"手术机器人之父"Frederic Moll 创办、Auris Health 开发的 Monarch 平台获得了美国食品药品监督管理局（Food and Drug Administration，FDA）批准用于支气管镜诊断和治疗程序，该平台重塑了支气管镜的概念。在临床研究中，Monarch 独特的支气管镜和鞘管伸缩设计成功进入了肺的 18 个部位，并且比传统的细支气管镜平均延伸了 4.2 cm。支气管镜的每个组件都可以独立铰接、前进、缩回和定位，从而使医师能够在发现最多小结节的肺深处更好地控制和操纵。Monarch 平台结合了三种独特的电磁导航技术、光学模式识别和机器人运动学数据，在手术过程中对支气管镜位置进行三角测量，并为执行支气管镜检查的医师提供准确的位置数据。随着 Monarch 平台的使用，医师现已开始模式化诊断肺部可疑结节。机器人支气管镜能够更深入地进入肺部，并精确地将活检器械引导至最困难的结节，因此该技术提供了在较早阶段诊断肺癌的能力。机器人支气管镜相对于 ENB 及传统支气管镜，具有更稳定的操纵性，针对周围型病灶取样活检，具有更好的稳定性及精确性。

除了 Monarch 机器人支气管镜系统，目前专门应用于支气管镜领域的机器人系统还有美国 Intuitive Surgical 的达芬奇肺活检机器人 Ion 系统，于 2019 年 2 月上市并获得了 FDA 认证，这款机器人辅助的基于导管的平台，能实现肺内深处的微创活检。Ion 系统包括一个超薄的人控机器人导管，可以让医师进入难以到达的呼吸道。形状感应技术每秒数百次测量导管的整个形状，以便 Ion 系统的操作员在整个导航和活检过程中获得精确的位置和形状信息。Flexision 柔性针刺与导管一起能够穿过曲折的气道，以便进行活组织检查。Ion 的超薄机械导管和先进的可操作性使导航远至周围的肺部，其 2.0 mm 工作通道和 3.5 mm 外径导管可以穿过难以导航的小气道到达肺的 18 个部位。Ion 系统的外围视觉探头可在导航期间提供直接视觉，现已在国内上市试用。

近来，上海朗合医疗器械有限公司已完成机器人支气管镜的临床前动物实验，达到预期效果。

美国 NeuWave Medical 公司生产的柔性微波消融导管已于 2020 年 8 月获得 FDA 授予的"突破性设备"称号，可搭载在 Monarch 和 Ion 上进行早期肺癌的微波消融治疗。爱尔兰的创新企业 Endowave 也在开发一种柔性的微波消融导管，微创治疗早期肺癌，既能改善患者预后，又能降低治疗成本。国内杭州堃博生物科技有限公司也生产出射频消融电极，可在支气管镜导航下进行早期肺癌的消融治疗，现已完成临床注册研究。

2021 年 9 月 29 日，李时悦教授团队远程指导佛山市第二人民医院和清远市人民医院成功开展了两例复杂超声支气管镜检查，诠释了如何通过呼吸介入大数据信息化平台，运用

5G+AI新技术进一步提升呼吸介入诊疗的规范化和同质化。5G时代的远程支气管镜操作指导，实时无延迟，图像及音质清晰，沟通、互动无障碍，并可以共享高端设备。而通过呼吸介入大数据信息平台，有助于大大提升协作单位呼吸介入专科的诊治水平。在元宇宙时代，远程手术将成为家常便饭。

AI是元宇宙的核心关键技术，如今在肺结节诊断方面已经有了很大进展。肺结节AI技术依靠强大的图像识别和深度强化学习技术，极大提高了数据分析的效率和准确性，减轻了医师的压力，同时提高了诊疗的效率和准确性。在发现5 mm以上磨玻璃结节、钙化结节及0～3 mm结节筛查方面肺结节影像AI技术要优于影像科医师，找得准、找得快；对病灶体积的测量，模型可以做得更快、更精准。通过物联网，也可对肺结节进行远程判断，特别是通过与手术比对的大数据，提高了肺结节诊断的阳性率和准确性。

2022年2月19日，由上海复旦大学呼吸病研究所白春学教授牵头成立了元宇宙医学协会暨联盟创立大会，达成元宇宙医学共识 Expert Consensus on the Metaverse in Medicine，已于2022年2月4日在 Clinical eHealth 发表，必将促进元宇宙在医学中的应用。

29. 元宇宙的未来

元宇宙可以看作互联网的升级版，拥有更加真实、便捷的交互方式，是与现实联系更加紧密的虚拟世界。未来的发展趋势，就是让人从感官上无法区分现实世界和虚拟世界，从生活上可以横跨、整合虚拟和现实世界，虚拟世界里的资源置换和现实中的资源可以相互流通，虚拟世界不再是独立存在，而是现实世界的延伸。

通过支气管镜模拟训练，迅速提高初学医师的水平。初学者还可自己设计场景，模拟大出血、咳嗽等各种场景，进行重点训练。中高水平的医师亦可设计各种场景进行重点训练，提高自己的诊治水平。

通过元宇宙，大咖们再也不用成为"空中飞人"，远程即可进行手术或指导手术、会诊、查房等，基层医院亦可随时获取特约专家的网上指导；通过模拟设计，亦可预测支气管镜治疗的效果，提高诊疗水平；通过元宇宙，还可进行药物设计、疗效判断等。

《元宇宙通证》中指出了元宇宙的未来道路（ROADS）：实时（realtime）、按需（on-demand）、全在线（all-online）、服务自助（DIY）和社交化（social）。

目前，区块链技术也已应用到医学领域中，若能落实在呼吸介入治疗过程中，则更有利于医师间的交流和学习。

现在培养一个高水平的医师约需 10 年的时间，若能通过元宇宙，可大大缩短医师的成才时间，也许，医师通过 3～5 年的训练，即能达到高水平的要求。

参考文献

1. 袁钰."元宇宙"需多点发力：从 Facebook 更名为 Meta 说开去. 中国计算机报，2021-12-13（13）.

2. 阿城，洛书河图. 北京：中华书局，2014.

3. 邢杰，赵国栋，徐远重，等. 元宇宙通证. 北京：中译出版社，2021.

4. XIE F F, ZHENG X X, XIAO B, et al.Navigation bronchoscopy-guided radiofrequency ablation for nonsurgical peripheral pulmonary tumors.Respiration，2017，94（3）：293-298.

5. 蒋结梅，张志芳，王永义. 情景模拟训练在小容量肺灌洗治疗尘肺患者中的应用. 齐鲁护理杂志，2017，23（19）：122-123.

6. 钱文静，王维. 情景模拟训练在手术室低年资护士术前访视教学中的应用效果. 国际护理学杂志，2016，35（19）：2720-2722.

7. 龚凤琴，徐忠琴，阮词芬，等. 冠心病患者与家属互述结合情景模拟健康教育研究. 护理学杂志，2016，31（23）：5-8.

8. 倪彭智，俞豪杰，汤杰，等. 机器人支气管镜系统应用的研究进展及其与人工智能结合的展望. 中国胸心血管外科临床杂志，2021，28（10）：1167-1171.

9. 卢梦琪. 虚拟现实：元宇宙点燃新一轮发展热情. 中国电子报，2021-12-21（7）.

10. 东方欲晓. 解析元宇宙. 中国商界，2021（12）：44-45.

（王洪武）

影像人工智能、人工神经网络及强化学习在中医药研究中的应用

30. 影像人工智能

影像 AI 主要分为肺结节检出模块、肺结节特征分类模块和肺结节尺寸计算模块三部分。胸部 CT 影像输入后，通过数据预处理模块得到直接输入算法的中间形态的影像数据。数据预处理模块包括重新采样到各向同性坐标系和灰度归一化到肺窗等两个操作。经过数据预处理的中间形态的影像数据，通过基于两阶段式的肺结节检出模块，得到肺结节的粗略位置和大小。利用其粗略位置和大小可以截取一个感兴趣区域（region of interest，ROI）。对 ROI 作为尺寸计算模块和特征分类模块的输入（图 5）。通过影像 AI 判断，可以发现更多的肺结节，同时可提高医师近70% 的工作效率。

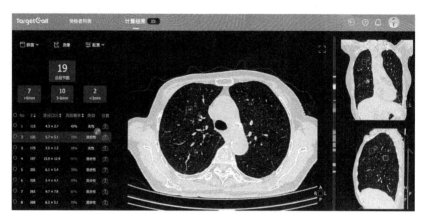

图 5　截取 ROI，进行模块分析（见彩插 4）

肺结节尺寸计算模块可以通过一系列的神经网络对输入的 ROI 进行处理，得到输入结节的具体尺寸信息，包括长短径。肺结节特征分类模块可以通过一系列的神经网络对输入的 ROI 进行处理，得到输入结节的密度分类，最终将输入的肺结节划分为实性结节、半实性结节、磨玻璃结节、钙化结节等四类中的一类（图 6）。

经过计算机处理，PNIFS 多维度特征提取，包括 AUC、PRS、ROC，与术后病理对照，能分辨病理亚型，如非典型瘤样增生（typical adenomatous hyperplasia，AAH）、原位腺癌（adenocarcinoma in situ，AIS）、微浸润性腺癌（microinvasive adenocarcinoma，MIA）、浸润性腺癌（invasive carcinoma，IAC）。

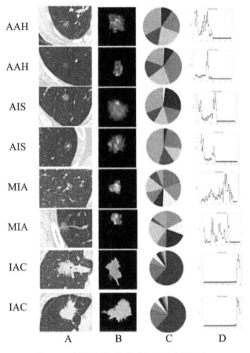

图 6　肺结节模块分析（见彩插 5）

　　综合各种影像特征，做出恶性程度概率判断并打印报告（图7、图 8）。

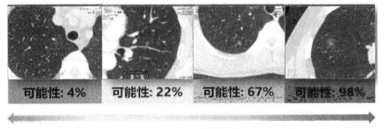

1%≤极低风险＜5%＜低风险＜40%＜中等风险＜65%＜高度风险≤100%

图 7　肺结节恶性风险示意（见彩插 6）

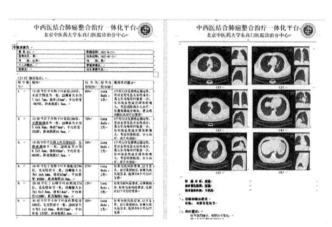

图 8　肺结节 AI 诊断报告

本课题组边灵杰总结肺结节影像 AI 检查共 462 人次、4057 个结节，平均每人 8.8 个结节。男性 178 例（38.53%），女性 284 例（61.47%）。年龄 40 岁以下 61 例（13.2%），40 ～ 60 岁 199 例（43.1%），60 岁以上 202 例（43.7%）。单发结节 2 例（4.76%），多发结节 440 个（95.24%）。低风险（风险值＜ 40%）2602 个（64.14%），中高风险（40% ≤风险值＜ 65%）733 个（18.07%），高风险（65% ≤风险值）722 个（17.80%）。纯磨玻璃结节 1194 个（29.4%），混合性磨玻璃结节 735 个（18.1%），实性结节 2128 个（52.5%）。LungRADs：1 级 12 个（0.30%），2 级 2926 个（72.12%），3 级 685 个（16.88%），4 级 307 个（7.57%），5 级 127 个（3.13%）。（4+5 级）属高危结节，占 10.7%。结节分布以双上叶最多见（表 3、表 4）。

表3 4057 个肺结节的分布

部位	分叶	个数（%）
左肺	上叶	911（22.46）
	下叶	804（19.82）
右肺	上叶	1217（30.00）
	中叶	323（7.96）
	下叶	802（19.77）

表4 不同风险程度肺结节分布部位

	个数/个	低风险（%）	中高风险（%）	高风险（%）
左肺上叶	911	563（61.8）	152（16.7）	196（21.5）
左肺下叶	804	523（65.0）	165（20.5）	116（14.4）
右肺上叶	1217	782（64.3）	211（17.3）	224（18.4）
右肺中叶	323	237（73.4）	46（14.2）	40（12.4）
右肺下叶	802	497（62.0）	159（19.8）	146（18.2）

31. 采用人工神经网络／多层感知机制建立中医智能辨证系统并建立风险预测模型

机器学习模型有很多种，如支持向量机、逻辑回归、随机森林、决策树、人工神经网络／XGBoost 等，经挑选调整参数后比较，人工神经网络表现最优。

人工神经网络由节点层组成，包含一个输入层、一个或多个隐藏层和一个输出层。每个节点也称为一个人工神经元，它们连接到另一个节点，具有相关的权重和阈值。如果任何单个节点的输出高于指定的阈值，那么该节点将被激活，并将数据发送到网络的下一层。否则，不会将数据传递到网络的下一层。

神经网络的应用有助于建立更贴近临床应用的统计模型，将中医理论与临床经验相结合，进行更真实准确的中医分型，为后续更精确的治疗提供巨大帮助。

为此，本课题组设计了肺结节问卷调查（图9），上交问卷后，自动得出证候结果，并提交个性化处方，由中医医师签注后，即可获得药方或药品，极大地方便了患者就诊，也避免了患者长途劳顿或长时间排队看病的烦恼。

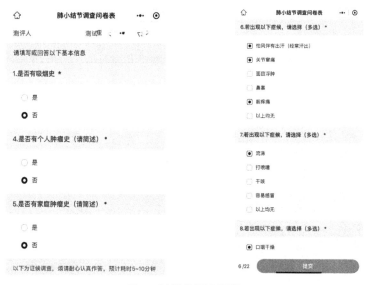

图9　肺结节调查问卷

本课题组通过神经网络分析，将462例肺结节分为4个证型：病位在肺，与肝、脾关系密切，病性虚实夹杂，虚症以气阴两虚、脾虚湿盛为主，实证以肝气郁滞、痰湿或痰热瘀结为主。

通过人工神经网络，中医证型诊断准确度提升 30%，判断时间缩短 80%。

32. 中药处方优化采用强化学习

强化学习主要由智能体（agent）、环境（environment）、状态（state）、动作（action）、奖励（reward）组成。智能体执行了某个动作后，环境将会转换到一个新的状态，对于该新的状态环境会给出奖励信号（正奖励或者负奖励）。随后，智能体根据新的状态和环境反馈的奖励，按照一定的策略执行新的动作（图 10）。

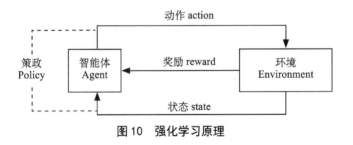

图 10　强化学习原理

更具体而言，采用 Q 学习（Q-Learning），是强化学习分支一种，其关键差异点在于将策略拆分为目标策略与行为策略。将传统中医理论的开方逻辑进行细化拆解作为目标策略，将用药过程中具体处方行为所收集到的随访信息反馈作为探索环境后的行为策略，并不断优化目标策略。

本课题组经过强化学习处方，真正模拟中医看病过程，模拟基于患者用药反馈的处方迭代过程，支持专家个性化用药，取长补短，不断优化处方。根据随访改善情况，每 2 周 AI 动态调整一次用药用量（图 11），通过大数据不断积累宝贵经验，为中成药转化打好基础。

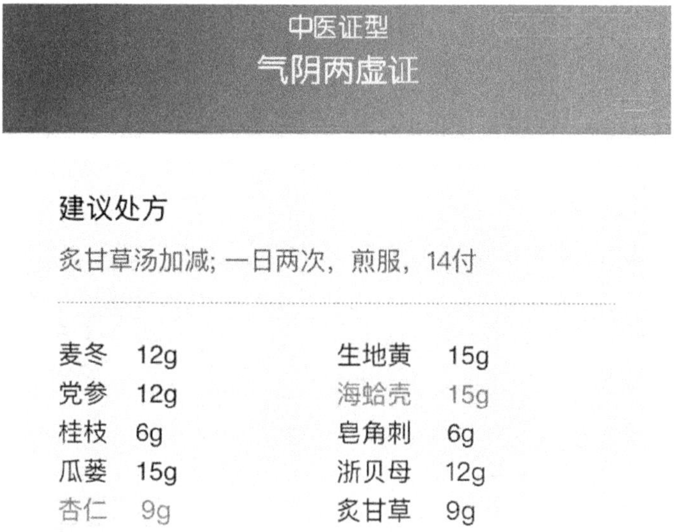

中医证型
气阴两虚证

建议处方

炙甘草汤加减; 一日两次，煎服，14 付

麦冬	12g	生地黄	15g
党参	12g	海蛤壳	15g
桂枝	6g	皂角刺	6g
瓜蒌	15g	浙贝母	12g
杏仁	9g	炙甘草	9g

图 11　中医 AI 处方

经初步分析，服中药后单个疗程症状缓解率达 73.1%，2 次以上疗程症状缓解有效性 86.2%，6 次以上疗程症状缓解有效性 96.4%。患者咳嗽、失眠、手足发麻等症状缓解效果最佳，中药影响结节大小在跟踪随访中。

（王洪武　边灵杰　刘言　李龙朝）

基于双人工智能探讨多发性肺结节的诊治策略

33. 多发性肺结节的定义及分类

影像学上表现为直径≤ 3 cm 的局灶性、类圆形、密度增高的阴影且数量≥ 2 个的结节定义为多发性肺结节（multiple pulmonary nodules，MPN）。肺结节可分为实性（solid nodules，SN）、混合性磨玻璃结节（mixed ground-glass opacity，mGGO）和纯磨玻璃结节（pure ground-glass opacity，pGGO）。随着低剂量螺旋 CT（low-dose spiral CT，LDCT）在肺部疾病筛查中的应用和人们体检意识的提高，越来越多的肺部同时性多发磨玻璃结节（synchronous multiple ground-glass nodules，SMGGNs）被发现。目前，国内外已发表了多个指南或专家共识，均针对单发肺结节的诊断和治疗，对于 SMGGNs 或 MPN 的诊治尚无公认的参考经验。

MPN 可分为多原发性肺结节和多发转移性肺结节，前者有不同的名称，如同时性多发性肺结节和异时性多发性肺结节等。

根据病灶分布位置分类：①病灶位于同一侧胸腔（可同一肺叶，也可不同肺叶）；②病灶位于双侧胸腔。

34. 多发性肺结节的诊断

基于影像学 AI 及分子生物学技术的合理应用可以将 MPN 的诊断与鉴别提高一个水平。

部分筛查出的肿瘤为惰性肿瘤，并不表现出呼吸道症状，且进展缓慢，这也导致了后续的过度诊疗，增加了患者的检查费用和焦虑感，使其辐射暴露升高，甚至导致因治疗相关的死亡等。

Martini 和 Melamed 最早提出了多发性原发性肺癌（multiple primary lungcancer，MPLC）的分类标准：多个原发性恶性肿瘤同时发生，被称为同时性 MPLC；多个原发性恶性肿瘤不同时发生，但间隔在 6 个月以内的，被称为异时性 MPLC。

同时性 MPLC 的诊断要点：①不同病灶之间相互独立；②不同病灶的组织学类型不同；③若组织学的类型相同，则进一步辨别多个病灶的解剖区域，多个病灶共同引流区域应无肿瘤累及，并且诊断过程中无肺外转移问题，不同病灶的解剖区域不同。

异时性 MPLC 的诊断要点：①不同病灶组织学类型不同；②原位癌引起的新病变，或另一个肺叶或另一个肺出现第二肿瘤；③排除了在这两种肿瘤中常见的肺外转移和淋巴扩散。常规

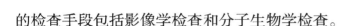

的检查手段包括影像学检查和分子生物学检查。

影像学检查对 MPLC 的鉴别及诊断有重要意义，临床上常用胸部 CT 来动态观察。

既往研究认为，单发肺结节（solitary pulmonary nodule，SPN）占绝大多数。国内一组报告 530 例肺结节患者中有 478 例 SPN，多发性肺结节有 52 例，提示肺结节中 SPN 占大多数，可能原因与疾病发展过程和检测手段有关。研究结果显示，SPN 的恶性肿瘤中腺癌及其癌前病变占绝大多数（88%），提示肺腺癌的发生率较高。研究中 SPN 在体检中的发现率高达 32.43%。≤ 7 mm 的肺结节中癌前病变或恶性肿瘤的占比为 52.17%。

不同的组织类型，其 CT 表现不同。logistic 多因素回归分析显示，平均大小、平均 CT 值及毛刺征是诊断非典型腺瘤样增生和原位腺癌与微浸润腺癌的独立因素。将上述指标纳入 logistic 多因素分析得到模型：logit（P）= 0.232+0.374 × 平均大小 + 0.007 × 平均 CT 值 −1.626 × 毛刺征，似然比检验（likelihood ratio test，LRT）（$P < 0.05$），提示模型有统计学意义；采用 ROC 曲线评估模型、平均大小、平均 CT 值及毛刺征诊断微浸润腺癌的 AUC 面积分别为 0.882、0.916、0.765、0.565。将微浸润腺癌和浸润性腺癌组间差异有统计学意义的指标纳入 logistic 多因素回归分析，结果显示平均大小、平均 CT 值、最大 CT 值和胸膜凹陷征是纯磨玻璃密度结节诊断微浸润腺癌和浸润性腺癌的独立因素。将上述指标纳入 logistic 多

因素分析得到模型：logit（P）= $-0.932+0.486\times$ 平均大小 $+0.026\times$ 平均 CT 值 $-0.016\times$ 最大 CT 值 $-1.776\times$ 胸膜凹陷征，似然比检验（$P<0.05$），提示模型有统计学意义；采用 ROC 曲线评估模型、平均大小、平均 CT 值、最大 CT 值及胸膜凹陷征诊断浸润性腺癌的 AUC 面积分别为 0.923、0.886、0.952、0.721、0.653。

超低剂量 CT（ultra low dose computed tomography，ULDCT）对肺结节的检出率可达 97.5%。Horeweg 等列出了结节大小与肺癌发生率之间的关系（表5、表6）。体积 $\geqslant 300$ mm^3 或最大直径 >10 mm 较大的结节提示肺癌的发生率较高。

表5　Nelson 筛查研究关于肺结节大小和肺癌发生率的关系

肺结节大小及变化时间	肺癌发生率（95% *CI*）/%
结节最大直径 /mm	
＜ 5	0.4（0.2 ~ 0.7）
5 ~ 10	1.3（1.0 ~ 1.8）
＞ 10	15.2（12.7 ~ 18.1）
结节体积 /mm³	
＜ 100	0.6（0.4 ~ 0.8）
100 ~ 300	2.4（1.7 ~ 3.5）
＞ 300	16.9（14.1 ~ 20.0）
结节倍增时间 / 天	
＜ 400	9.9（6.9 ~ 14.1）
400 ~ 600	4.0（1.8 ~ 8.3）
＞ 600	0.8（0.4 ~ 1.7）

表 6　极限 LDCT 筛查发现肺结节数目和肺癌发生率之间的关系

肺结节数目 / 个	肺癌发生率（95% *CI*）/%
1	3.6（2.8 ~ 4.6）
2	4.1（2.9 ~ 5.8）
3	4.8（2.9 ~ 7.7）
4	6.3（3.4 ~ 11.0）
>4	3.3（1.7 ~ 6.2）

引自：HOREWEG N，VAN ROSMALEN J，HEUVELMANS M A，et al. Lung cancer probability in patients with CT-detected pulmonary nodules：a prespecified analysis of data from the NELSON trial of low-dose CT screening. Lancet Oncol，2014，15（12）：1332-1341.

　　但区分原发性肺癌和转移性肺癌仍然至关重要，因为这两种类型肺癌的长期生存率明显不同。转移性肺癌，尤其是多发性转移性肺癌，预后极差，不宜切除。另一方面，大多数 MPLC 患者在早期有不同的病变；同期 MPLC 术后 5 年生存率高达 75.8%。

　　MPLC 的分期既往大多数指南按照肺癌肺内转移来分期，如果单独的肿瘤结节与原发肿瘤在同一肺叶中，则为 T3；如果位于同侧肺的不同肺叶中，则为 T4；如果位于不同侧肺的对侧肺叶中，则为 M1a。而第 8 版《美国癌症联合委员会癌症分期手册》指出同时和异时性原发性肺癌无论肿瘤的位置如何，都应该为每个原发性肿瘤进行单独的 TNM 分期。但要对每一个结节都进行病理诊断，特别是 10 个以上的肺内结节都诊断清楚相当困难。

　　随着 AI 技术的发展，可以最大限度地提取重要病灶的特点并完成自动化检测、表征和定量任务，对结节的分类、测量及分层有很高的一致性（图 12），这不仅减少了放射科医师的工作量，而且避免了不同医师之间的主观性所导致的差异。

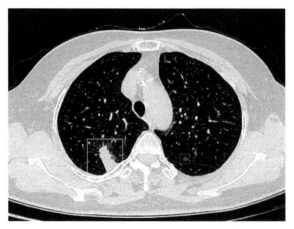

图 12　通过影像 AI 进行肺结节分析

AI 作为一种辅助诊断手段，对 MPN 的检出率也越来越高。在 MPN 的诊断中显示出更准确和客观的结果并结合患者的临床情况，提供了随访计划及可能对患者更有利、更合理的治疗方法。

杜林等报道了 810 例周围型肺阴影患者术后病理诊断分别为肺癌 77.4%、癌前病变 3.7%、肺良性病变 18.9%。上述三组病例术前 AI 诊断的中位恶性概率分别为 86.0%（肺癌）、90.0%（癌前病变）和 37.0%（肺良性病变）。对本组病例进行 AI 恶性概率分布的工作特征曲线分析，结果显示，曲线下面积为 0.882，诊断肺癌的恶性概率临界值为 75.0%，敏感度为 0.856，特异性为 0.814。本组患者中，AI 诊断恶性概率 ≥ 75.0% 者有 571 例，其中 537 例术后病理诊断为肺癌，阳性预测值为 94.0%。因此认为，

AI 辅助胸部 CT 诊断系统以恶性概率 ≥ 75.0% 为诊断阈值，对周围型肺癌诊断有很高的准确率。

邹振宇等报道利用 AI 系统共分析了 14 510 例患者的胸部平扫 CT 影像，其中在 13 539 例中检测到有肺结节。AI 系统总共检测出 151 782 个疑似肺结节，平均每个 CT 影像发现 10.46 个，其中有风险的结节（AI 预测风险概率大于 30%）为 7718 个，平均每个 CT 影像发现 0.53 个。在 AI 的辅助下，医师的读片时间缩短了 68%。共计有 69 例患者进行了活检病理或手术检查，ROC 分析结果表明 AI 系统在风险概率为 47.3% 的阈值下的敏感性为 100%，特异性为 83.13%，对于恶性肺结节诊断的 AUC 为 0.907（95%*CI* 0.845 ～ 0.950）。因此可见，肺结节 AI 辅助诊断系统在实际临床应用中可以有效辅助肺结节的检测，且在肺结节良恶性诊断上具有较好的准确率。

胡春红等用影像 AI 分析 152 例肺结节（直径 ≤ 1 cm），结果显示恶性 94 例（肺腺癌 62 例、原位癌 30 例、类癌及鳞癌各 1 例）、良性 47 例（炎性肉芽肿 34 例、瘤样增生 5 例、炎性假瘤及错构瘤各 3 例、真菌感染结节和纤维碳末结节各 1 例）。肺结节 AI 分析软件诊断肺结节良恶性灵敏度为 93.1%，特异度为 92.1%，准确度为 92.8%，阳性预测值为 95.9%，阴性预测值为 87.0%，与手术后病理结果基本一致。

肺结节诊断的金标准为病理组织，可通过经皮穿刺肺活检、经支气管镜肺活检或手术切除。

CT 具有很高的空间分辨率和密度分辨率，应用广泛。胸部 CT 扫描可清晰地显示病灶大小、深度，以及病灶与肋骨、纵隔、叶间裂和血管的关系，有助于设计安全的穿刺路径，同时早期发现并发症，已成为经皮穿刺肺活检优先选择和最常用的引导方式。应用同轴技术：一次穿刺即可多次活检取材，创伤较小。在出现气胸或血胸时，可以利用同轴通道抽吸积气或积血、注射药物等，有助于即刻处理并发症。还可应用同轴针技术，在消融同时取活检，所取组织更大，并发症更少。细针抽吸活检（fine-needle aspiration biopsy，FNA）对恶性疾病诊断准确性为 64% ～ 97%，对良性疾病诊断局限性大，准确性为 10% ～ 50%，对肿瘤精准分型也有其局限性。切割针活检（cutting needle biopsy，CNB）对恶性疾病的诊断准确率与 FNA 类似（74% ～ 95%），但对良性疾病的诊断准确性高于 FNA。同时，它对 25% 的患者造成轻微气胸，对 5% 的患者造成严重气胸和咯血。

近年来，由于支气管镜技术的发展，可利用导航、超声小探头、C 形臂或锥形束 CT、引导鞘、冷冻肺活检、机器人支气管镜等，准确到达周围型肺病变部位，从而取得病理组织，对双肺 MPN 的确诊尤为重要。相比之下，经支气管肺活检中出血的发生率为仅 0.73%，气胸发生率为仅 0.63%。

Eberhardt 等报道利用 ENB 进行了一组随机对照试验：120 例

患者中，SPN 的患者被随机分成了 3 组：一组单独使用 ENB，二组单独使用 EBUS，三组使用 EBUS 与 ENB 联合诊断；一组、二组、三组的确诊率分别为 59%、69%、88%；研究者认为，EBUS 与 ENB 联合使用可以提高周围型肺病灶的确诊率而不增加并发症的风险。另外，Wilson 和 Bartlett 报道，ENB 的确诊率与结节大小无关。Jensen 等对 5 个中心的 92 例患者行 ENB 检查发现，患者肺部结节直径平均 2.61 cm，结节距离胸膜平均 1.81 cm；总诊断率为 65%，ENB 对于 ≤ 2 cm 的结节诊断率低于 > 2 cm 的结节诊断率（50% $vs.$ 76%，f 值 ≥ 0.01），而结节与胸膜距离、肺叶分布对诊断率无影响。因此，总体来说，对于 < 2 cm 的结节，ENB 系统可以起到更好的辅助作用。

2015 年，Herth 等首次应用 Lungpoint 虚拟支气管镜导航引导进行支气管镜下经肺实质结节针吸活检术来获取 SPN（肺结节位于支气管管腔外）组织标本，从而使得 SPN 的诊断率上升到 83%。

Eberhardt 等证明使用虚拟支气管镜导航引导超细支气管镜检查，到达或接近病灶后予环扫超声确定病灶并在病灶处留置活检鞘管，通过鞘管置入活检钳活检，可以使外周型 SPN 的诊断率达到 88% ～ 93%。

近年来，机器人支气管镜已用于周围型肺病变的活检，已取得一定效果。

35. 多发性肺结节的治疗

目前，国内外肺结节的临床处理方式存在多样化、随意化和不规范化等问题。对于 MPN 良恶性的准确评估有助于早期诊断、选择合适的诊疗策略和减少医疗费用。对于 MPN 的管理应当以影像学资料为核心，结合相关临床资料，通过长期的管理规范随访，参考现有的（孤立性）肺结节指南，从而提高 MPN 的诊断准确性，减少不必要的临床干预。

目前的研究显示，手术治疗被认为是治疗 MPLC 患者的最佳方式。对于异源 MPLC，解剖性切除第二病变并行肺叶切除术或全肺切除术是首选手术方法。根据最新的 ACCP 治疗指南，对同源 MPLC 和异源 MPLC 均应考虑进行根治性切除。纵隔活检和胸部影像学检查是可行的（推荐 1b 级）。无论采取何种手术方式，系统的淋巴结清扫是目前治疗的主流，它对延长肿瘤复发时间、提高生存率及明确诊断分期均具有重要意义。

引入"主导病灶"概念可用于区分和筛选需要优先处理的病灶，符合主导病灶标准的 GGN 诊断肺癌的可能性很大，其分期影响患者的长期预后，需要优先处置和外科干预。但在积极处理影响患者生存的主导病灶的前提下（手术要保证主导病灶能顺利切除）应兼顾非主导病灶，不可忽略或无计划地先处理非主导病灶。研究表明，肺部 SMGGNs 在生物学上可为同时性 MPLC，而非转移，总体预后优于肺内转移瘤和肺癌肺内转移。主导病灶决定肺部多发 GGN 患者长期生存率。非主导病灶多为惰性生长，倍增时间长，长期随访均不影响总体预后。

根据病理结果采取不同的诊治策略：主导病灶穿刺为良性时两侧均可随访；主导病灶穿刺为恶性时，则应手术切除主导病灶侧病灶，随访观察同期／分期对非主导病灶的变化。再次，对于主导病灶不允许穿刺或者两者均不可穿刺时，应该首先手术切除及冰冻主导病灶，根据性质决定下一步治疗方案。病理结果为良性时，尽量缩小手术切除范围；病理结果为恶性时按照规范手术，对侧可根据患者情况，选择同期或者分期手术治疗。

刘广杰等报道 54 例患者共检出病灶 140 个，其中主导病灶 58 个、非主导病灶 82 个。CT 引导下穿刺单侧 15 例、双侧 10 例。穿刺病理结果显示腺癌 20 个、伏壁状肿瘤 12 个、良性结节 3 个。54 例患者中 7 例（服用靶向药物 2 例、穿刺结果为良性疾病 3 例、射频消融治疗 2 例）未行手术，余 47 例行胸腔镜下手术治疗，均顺利出院。共切除主导病灶 50 个（86.2%）和非主导病灶 35 个（42.7%），诊断同时性 MPLC 19 例（42.2%），原发肺癌 26 例，共清除淋巴结 213 枚，均无转移。非典型上皮样结节及非典型腺瘤样增生各 1 例，继续随访磨玻璃结节 55 个。所有患者随访 2～43 个月，健康生存。结节恶性率小于 5%，所以对于这部分病例应区分对待。良性病变可以避免手术，对于癌前病变或原位腺癌 Fleischner 学会建议用 CT 检查长期随访观察，只有对于微浸润腺癌和浸润性腺癌需要手术干预。对于 *EGFR* 和 *KRAS* 基因突变的患者，一些学者已经使用外科手术和靶向药物的组合来治疗双侧同时性 MPLC。但对于 MPN，越来越多的临床实践证明，手术不应成为其首选治疗方式。由于肿瘤多发，手术切除很难保证根治，同时又切除了过多的正常组织，对患者的生活质量会造成很大影响。特别是如果出现支气管残端瘘等并发症，会造成严重后果。如能通过液体活检，早期监测到基因突变或免疫指标的变化，可先予靶向药物或免疫治疗，视疗效情况，再定是否介入治疗或手术。

立体定向放射疗法也已成为肺癌的治疗方法之一，研究发现，观察组并发症发生率为 23.65%，低于对照组的 61.22%，差异有统计学意义（$P < 0.05$），2 年存活率、3 年存活率、生命质量评分和肺功能指标水平均有明显提高。

笔者基于大量的临床实践，提出了中西医结合肺结节诊治一体化平台（表 7，从筛查、诊断、治疗、康复、转化研究等多方面予以关注）。

表 7　中西医结合肺结节诊治一体化平台的优势

项目	优势
人群早筛	LDCT+AI 显著提升早期肺癌发现率
智能早诊	准确定位、分期和良恶性预测，形成科室特色
精准早治	术前规划，精准治疗（多域整合治疗策略）
全程随访	以病人为中心的全流程管理（AI 随访管理）
科研转化	AI 赋能全病种全流程管理，随时科研转化（AI+ 专病数据库科研平台）

　　MPN 的筛查是重中之重，需设定必要的研究路线（图13）。首先从体检或胸部检查有异常的 HRCT 中调取 DICOM 影像，利用胸部 CT AI 辅助诊断系统，进行查看、分析，自动检测可疑的肺结节病灶，并对结节病灶进行自动勾勒，给出肺结节病灶形态大小和密度等具体特征，以辅助医师进行更加精确和快速的诊断，保证肺小结节风险评估的测定。然后，让有肺结节的患者填写中医问卷调查表，自动判读患者的证候和出具中医处方，由中医医师核验，再根据患者的意愿服中药调理。建立智能随访平台。中低风险（恶性危险度 ≤ 65%）的肺结节患者在服中药过程中，定期复查 AI，如有恶化倾向随时处理。必要时检测血液异常循环细胞，≥ 3 个为高风险。对高危风险肺结节患者（≥ 65%），交由多学科会诊团队讨论决定，尽快采取手术或微创介入治疗。如为 MPN，笔者强烈建议患者慎用手术切除的方式，应考虑采取非手术治疗手段，如经皮肺穿刺消

融治疗或经支气管镜消融治疗，在治疗前、围术期及术后持续中医药调理。

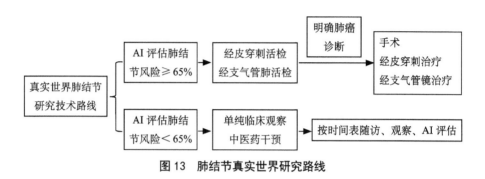

图 13　肺结节真实世界研究路线

近年来，由于微创消融技术的发展，很多患者避免了手术，且达到很好的效果。目前国内外对超低温冷冻、微波、射频、激光及 PDT 等多种技术已用于周围型肺癌的治疗，并发表了多个指南或专家共识。

热消融的适应证：①原发性周围型肺癌患者心肺功能差或高龄不能耐受手术切除；②患者拒绝行手术切除；③其他局部治疗复发后的单发病灶（如适形放疗后）；④原发性肺癌术后或放疗后肺内寡转移；⑤单肺（各种原因导致一侧肺缺如）；⑥多原发肺癌，且双肺肿瘤数量 ≤ 3 个。肿瘤最大径 ≤ 3 cm，且无其他部位的转移病灶。

治愈性消融是指通过热消融治疗，使局部肿瘤组织完全坏死，有可能达到与手术切除一样的治愈效果。

冷冻治疗的适应证：①病灶最大径 ≤ 3 cm，每次消融病灶数≤5个；②患者全身状况及重要脏器功能无法耐受全身麻醉或外科手术；③体内存在金属植入物，或病灶邻近神经、大血管等重要脏器，无法安全实施射频、微波等消融治疗；④因病灶位置或肺功能储备等无法实施外科切除，或外科切除术后局部出现新发或复发病灶；⑤肺内多发病灶，无法全部以手术切除；⑥经其他方法治疗后病灶稳定或缩小，需通过消融治疗巩固疗效；⑦病灶靠近胸膜下或临近大血管或心脏，不适合热消融者。

目前《肺癌多学科团队诊疗中国专家共识》认为，GGN病灶消融术后复查疗效满意，无须进行化疗、靶向等全身治疗，但对于已出现临近组织侵犯或远隔转移的晚期原发性肺癌或者肺转移瘤，还需在局部病灶控制的基础上进行全身综合性诊治，治疗方案必须根据肿瘤的病理学类型进行制定，可采用化疗、分子靶向药物治疗、生物免疫等方法进行全身综合性治疗，其最终目的是控制肿瘤进展、提高患者生存质量、延长总体生存期。

肺结节目前无统一的中医学对应病名，一般认为可纳入"肺积"范畴。"积"之病名，首见于《灵枢》，"积证"是指胸、腹内坚硬不移的积块，在胸部CT上可见有形的结块，从这个角度来说肺结节可归属于"积证"范畴。

中医药对肺结节的调理也有重要作用。肺结节是一组疾病，没有特异的呼吸道症状。研究结果显示，肺结节患者临床症状以睡眠不实、多梦、咽干、喜温恶凉、干咳、失眠、咳白痰、气短、易感冒等为主，出现频率大于30%。肺小结节患者多为偶然发现，年龄处于中老年阶段，多具有过度疲劳、熬夜、情绪波动等，耗伤肝肾。多数患者存在恐癌心理，焦虑情绪的影响会导致患者出现肝气郁滞、肝肾不足，以睡眠不实、喜温恶凉为主要表现，史锁芳等主张运用疏肝理气、化痰散结法辨治肺结节。

脾气不足亦是辨治肺结节的关键。在张盼等的研究中，52.2%的肺结节患者辨证为肺脾气虚证，饮食不节损伤脾胃，致脾胃不足、痰湿内生。因此辨治中扶正以补益肺、脾两脏为主。

本课题组刘言博士对75例肺磨玻璃结节患者进行中医四诊信息采集，运用证素辨证方法提取证素；利用AI判读患者胸部CT，分析不同风险肺磨玻璃结节中医临床特点。结果显示肺磨玻璃结节患者61.33%有症状，但大多为非呼吸道症状。证候所见：表（42.67%）、阴虚（77.33%）、气虚（56%）、阳虚（54.67%）、血虚（52%）、痰（40%）、寒（37.33%）、气滞（32%）等；AI判读为高风险磨玻璃结节患者气虚的权值较中低风险者具有明显差异（$P < 0.05$）。由此可见，肺磨玻璃结节患者中医辨证以虚证为主，中医病机为气虚或气滞导致肺之气机不畅，引起局部痰、湿聚集于肺络而形成，而热证、瘀血证较少。

本课题组李龙朝共收集本课题组处方432个，运用标准规范中药名录 242 味，药物频次 8232 次，共分 11 类，其中 > 5% 的分别为补虚药、清热药等（表 8）。常用的中药为柴胡、黄芩、白术、赤芍、黄芪等。

表 8　药物功效占比分析

序号	药物种类	频次	具体药物
1	补虚药	911（11.07%）	白术（227）、黄芪（225）、党参（216）、当归（142）、炙甘草（101）
2	清热药	833（10.12%）	黄芩（233）、赤芍（225）、夏枯草（142）、连翘（122）、玄参（111）
3	化痰止咳平喘药	576（7.00%）	清半夏（177）、浙贝母（167）、桔梗（122）、瓜蒌（110）
4	解表药	493(5.99%)	柴胡（325）、防风（168）
5	利水渗湿药	315(3.83%)	茯苓（169）、薏苡仁（146）
6	活血化瘀药	286(3.47%)	丹参（164）、郁金（122）
7	理气药	282(3.43%)	陈皮（159）、枳壳（123）
8	安神药	257(3.12%)	龙骨（135）、酸枣仁（122）
9	消食药	162(1.97%)	鸡内金（162）
10	平肝熄风药	155(1.88%)	牡蛎（155）
11	收涩药	114(1.38%)	五味子（114）

将 27 味高频药物导入 IBM SPSS Statistics 25 进行聚类分析，结果可分为 5 大组：C1 组为牡蛎、龙骨、酸枣仁、郁金，功效

为软坚散结、收敛安神、活血解郁；C2 组为薏苡仁、夏枯草、浙贝母、枳壳，功效为理气化湿、解毒散结；C3 组为黄芩、清半夏、瓜蒌、丹参，主治痰热互结于心下所致的太阳病小结胸证；C4 组为赤芍、鸡内金、柴胡、黄芪、丹参、白术、当归、陈皮、茯苓、炙甘草，固护脾胃，调理气血；C5 组为防风、五味子、桔梗、连翘、苦参，宣肺解表，清热燥湿、解毒散结。所以，临床治疗肺结节多为"标本兼治、攻补兼施"，尤以解郁行气、保持流畅为要。

通过我科既往诊治肺结节患者数据，基于人工神经网络 / 多层感知机制建立了中医驱动的肺结节风险预测、诊断、治疗模型。首次将肺结节分为 4 个证型：气阴两虚 - 加味麦门冬汤；肝郁气滞 - 小柴胡汤合四逆散；脾虚湿盛 - 玉屏风散合二陈汤；痰热瘀结 - 血府逐瘀汤合温胆汤。同时构建了中西医结合肺结节诊治平台，实现对肺结节患者的全程管理、康复和中西医结合治疗，利用强化学习技术对中医用药疗效进行定性定量追踪描述，实现不断迭代优化（图 14）。

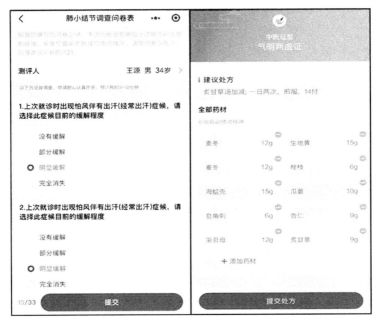

图14 小程序端患者随访界面及处方AI界面

根据笔者经验，对肺内发现的 MPN，首先进行 AI 辅助判断，对中高危病灶宜尽早局部活检，对肺野外 1/3 带的病灶宜行经皮穿刺肺活检，若为恶性，宜行经皮穿刺消融治疗或放射性粒子植入；对内、中 1/3 带的病灶宜行经支气管镜肺活检，若为恶性，可行经支气管或经皮穿刺消融治疗或放射性粒子植入。经支气管可同时消融双侧肺内的病灶。

36. 多发性肺结节的随访

对直径＞5 mm 的非高危 MPN，参考现有肺结节指南，应该以占主导地位的肺结节进行随访管理；而对于存在至少 1 个高危 MPN 的随访，通过相关预测模型和影像学检查技术等充分评估，参考现有指南，进行 CT 复查，观察有无变化，必要时可考虑侵入性检查（如经支气管肺活检术、经胸壁肺穿刺活检等）。对于 MPN 的诊断和治疗应当是基于多学科充分讨论后做出的最佳选择，从而谋求患者获益最大化。

《肺结节诊治中国专家共识》认为：

（1）检查过程中若发现多个小结节时，应对每个结节单独进行评估。

（2）除非病理明确转移，否则不能否定根治性治疗的可行性。

（3）对于多发的 pGGO，有至少 1 个直径＞ 5 mm 且＜ 10 mm 的结节且无主要病灶时，则推荐首次检查后 3 个月行 CT 复查；若病灶无变化，则改为常规的年度随访并至少坚持 3 年，随后也应长期随访，但可延长间隔随访时间。若结节的数目增多、直径增大、密度升高，随访周期则应缩短，或重新评估结节和肺功能情况，选择性干预有变化的结节；反之，若结节数目减少、密度降低，则可延长随访周期或不随访。

GGO 如何预测生长速度？复旦大学附属中山医院张勇教授意见：直径＞ 10 mm 的 pGGO，5 年内生长的概率在 66%，直径＜ 10 mm 的 pGGO 的生长概率仅有 14%。所有 pGGO 5 年生长的概率为 18%，mGGO 5 年内生长的概率在 80%。值得注意的是，最大

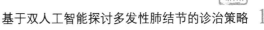

的磨玻璃结节切除后，证实为早期肿瘤，其他 GGO 的生长风险不一定会增加。建议临床上将 CT 值 -300 Hu 至 -400 Hu，作为 GGO 5 年内生长的高危因素。

综上所述，目前对于磨玻璃结节的 5 年内可能生长预测指标：纯磨玻璃结节 > 10 mm；混杂磨玻璃结节（有实性成分）；CT 值高于 -400 Hu，特别是高于 -300 Hu 的磨玻璃结节；CT 图像有空泡、分叶。临床上发现的 1 ～ 2 年即生长的肺磨玻璃结节，基本都是密度高于 -300 Hu 的。其中，密度的意义要高于直径。

（4）虽然 PET-CT 对直径 ≤ 8 mm 的结节鉴别诊断价值有限，但其对转移性肺癌的诊断价值较高，能进一步评估病情、指导诊疗。

（5）对肺癌患者因多个肺结节导致治疗方案选择困难时，可采用多学科讨论方式确定治疗方案。

（6）可适当使用 EBUS、VBN、ENB 等新技术，在一次操作中对周围多个小病灶行病理学评估。

（7）当临床发现 10 个以上的弥漫性结节伴或不伴其他临床症状时，较少考虑为原发性肺癌，常为转移瘤或活动性感染所致。目前单一主要结节伴周围小结节的现象越来越多，需仔细鉴别诊断。

Fleischner 协会指南建议直径 < 6 mm 的多发结节 3 ～ 6 个月

随访，若病灶稳定，则考虑在第 2、第 4 年复查；直径≥ 6 mm 的多发结节，建议 3 ～ 6 个月复查，之后随访重心可在最可疑的结节上。多发、直径< 6 mm 的纯磨玻璃密度结节通常为良性，但对于高风险人群仍建议第 2、第 4 年复查。

Karki 等提出基于解剖结构进行分类以缩小鉴别诊断，然后明确相关的危险因素、结节大小及数量，对于高危结节可采取侵入性检查方法或 PET-CT 等检查进一步定性，定性后根据当前的孤立性肺结节指南或共识进行随访。这种方法融合了很多因素，对于肺结节的管理可能更加准确和个体化，但同时需要多学科进行协作，从而对肺结节的管理做出更加合理准确的判断。而PET-CT 对于直径较小的肺结节（直径< 8 mm）的鉴别并无明显优势。

对孤立性及多发性 pGGN 和 mGGN 的长期 [（50.26 ± 7.3）个月] 随访发现有 31.3% 的结节自行消退、8.3% 的结节变小、43.8% 的结节未发生明显变化，16.7% 的结节出现了进展，4 个结节被最终确诊为肺癌。

对 MPN 单纯通过 CT 裸眼观察肺结节的变化非常困难，目前有 AI 辅助诊断，可以动态观察、比较结节的大小、形态、密度、恶性概率程度等变化，有助于多个肺结节的定性诊断，如有中低危结节向高危结节转换，应及时采取确诊手段，并采取积极的干预措施。

参考文献

1. 中华医学会呼吸病学分会肺癌学组，中国肺癌防治联盟专家组. 肺结节诊治中国专家共识（2018 年版）. 中华结核和呼吸杂志，2018，41（10）：763-771.

2. GOULD M K，DONINGTON J，LYNCH W R，et al.Evaluation of individuals with pulmonary nodules：when is it lung cancer？ Diagnosis and management of lung cancer，3rd ed：American College of Chest Physicians evidence-based clinical practice guidelines. Chest，2013，143（5 Suppl）：e93S-e120S.

3. BAI C X，CHOI C M，CHU C M，et al.Evaluation of pulmonary nodules：clinical practice consensus guidelines for Asia.Chest，2016，150（4）：877-893.

4. MACMAHON H，NAIDICH D P，GOO J M，et al.Guidelines for management of incidental pulmonary nodules detected on CT Images：from the fleischner society 2017.Radiology，2017，284（1）：228-243.

5. ETTINGER D S，WOOD D E，AGGARWAL C，et al.NCCN guidelines insights：non-small cell lung cancer，version 1.2020.J Natl Compr Canc Netw，2019，17（12）：1464-1472.

6. REN Y J，HUANG S J，DAI C Y，et al.Germline predisposition and copy number alteration in pre-stage lung adenocarcinomas presenting as ground-glass nodules. Front Oncol，2019，9：288.

7. LI X，HU B，LI H，et al.Application of artificial intelligence in the diagnosis of multiple primary lung cancer.Thorac Cancer，2019，10（11）：2168-2174.

8. 陈亚男，滑炎卿. 多原发肺癌 HRCT 影像特点及其临床意义的研究进展.

国际医学放射学杂志，2018，41（2）：175-179.

9. 陈丽，徐培，唐丽娜，等.530 例肺结节患者的临床病理特征分析.广西医学，2021，43（16）：1977-1980.

10. 谭可欣，郑佳彬，张旭，等. 中医药在肺结节全程管理中的优势及展望.中医杂志，2022，63（14）：1388-1393.

11. 刘宝东. 肺结节、肺癌一站式管理平台建立的现状与展望. 中国医师进修杂志，2022，45（9）：769-772.

12. 解喜林. 纯磨玻璃结节的 CT 特征及定量分析对肺腺癌病理分类的预测价值. 山西卫生健康职业学院学报，2021，31（1）：69-71.

13. HUBER A，LANDAU J，EBNER L，et al.Performance of ultralow-dose CT with iterative reconstruction in lung cancer screening：limiting radiation exposure to the equivalent of conventional chest X-ray imaging.Eur Radiol，2016，26（10）：3643-3652.

14. HOREWEG N，VAN ROSMALEN J，HEUVELMANS M A，et al.Lung cancer probability in patients with CT-detected pulmonary nodules：a prespecified analysis of data from the NELSON trial of low-dose CT screening.Lancet Oncol，2014，15（12）：1332-1341.

15. RAMI-PORTA R，ASAMURA H，TRAVIS W D，et al.Lung cancer—major changes in the American Joint Committee on Cancer eighth edition cancer staging manual.CA Cancer J Clin，2017，67（2）：138-155.

16. ATHER S，KADIR T，GLEESON F.Artificial intelligence and radiomics in

pulmonary nodule management：current status and future applications.Clin Radiol，2020，75（1）：13-19.

17. 杜林，张洪，罗翔凤，等. 810 例周边型肺阴影的人工智能辅助胸部 CT 诊断与术后病理诊断对比分析. 中国胸心血管外科临床杂志，2022，29（7）：854-858.

18. 邹振宇，杨建丽，姚娟，等. 肺结节人工智能检测系统的临床应用探索. 新疆医学，2022，52（5）：524-526，537.

19. 胡春洪，赖爽，秦正英，等. 深睿人工智能基于 CT 影像学的肺结节（直径≤ 10 mm）早期影像特征分析. 重庆医科大学学报，2022，47（4）：473-478.

20. 中国抗癌协会肿瘤介入学专业委员会. 胸部肿瘤经皮穿刺活检中国专家共识（2020 版）. 中华医学杂志，2021，101（3）：185-198.

21. 何旭，沈春健，王程远，等. 3D 重建及虚拟手术规划技术在肺结节定位、肺段血管支气管变异重建及手术中的应用. 影像研究与医学应用，2022，6（17）：22-25.

22. YANG Q J，HAN K B，LV S H，et al.Virtual navigation bronchoscopy-guided intraoperative indocyanine green localization in simultaneous surgery for multiple pulmonary nodules.Thoracic cancer，2022，13（20）：2879-2889.

23. HERTH F J，EBERHARTDT R，STERMAN D，et al.Bronchoscopic transparenchymal nodule access（BTPNA）：first in human trial of a novel procedure for samplings solitary pulmonary nodules.Thorax，2015，70（4）：326-332.

24. 韩连奎，高树庚，谭锋维，等. 同时性多原发肺癌的诊治体会及处理策略

中国医学临床百家

新进展. 中国肺癌杂志，2018，21（3）：180-184.

25. LIM W，RIDGE C A，NICHOLSON A G，et al. The 8th lung cancer TNM classification and clinical staging system：review of the changes and clinical implications. Quant Imaging Med Surg，2018，8（7）：709-718.

26. SONG Y S，PARK C M，PARK S J，et al. Volume and mass doubling times of persistent pulmonary subsolid nodules detected in patients without known malignancy. Radiology，2014，273（1）：276-284.

27. 刘广杰，贾宇轩，徐文华，等. 肺部同时性多发磨玻璃结节胸腔镜诊治流程研究. 中国全科医学，2020，23（15）：1956-1960.

28. RENAUD S，FALCOZ P E，OLLAND A，et al.Is radiofrequency ablation or stereotactic ablative radiotherapy the best treatment for radically treatable primary lung cancer unfit for surgery?Interact Cardiovasc Thorac Surg，2013，16（1）：68-73.

29. 栾宏辉. 立体定向放射治疗肺癌患者的效果. 中国民康医学，2020，32（22）：17-21.

30. 蒋仲敏，林殿杰，叶莘，等. 循环肿瘤细胞、循环染色体异常细胞与肺癌早期诊断. 精准医学杂志，2020，35（2）：95-99.

31. YE X，FAN W J，WANG Z M，et al.Expert consensus on thermal ablation therapy of pulmonary subsolid nodules（2021 edition）.J Can Res Ther，2021，17（5）：1141-1156.

32. 张肖，肖越勇，李成利，等. 影像学引导下肺结节冷冻消融专家共识. 中国介入影像与治疗学，2022，19（1）：2-6.

33. 张晓菊，白莉，金发光，等. 肺结节诊治中国专家共识（2018 年版）. 中华结核和呼吸杂志，2018，41（10）：763-771.

34. 许海柱，祝佳佳，张栩，等. 基于聚类分析和因子分析的肺小结节患者中医证候特点研究. 中国中医药信息杂志，2020，27（2）：84-87.

35. 郝雪然，李晓林，郭吉卫. 肺癌患者心理状态及临床症状对生存质量的影响. 中国卫生工程学，2020，19（5）：707-709.

36. 侯秋月，史锁芳. 史锁芳运用疏肝理气、化痰散结法治疗肺小结节经验. 中华中医药杂志，2019，34（10）：4652-4654.

37. 张盼，李素云. 李素云教授辨证治疗肺结节病经验. 世界中医药，2016，11（3）：462-463，466.

38. KARKI A，SHAH R，FEIN A.Multiple pulmonary nodules in malignancy.Curr Opin Pulm Med，2017，23（4）：285-289.

39. ROY V，UGALDE P A，BOURDAGES-PAGEAU E，et al.Transthoracic needle biopsy versus surgical diagnosis for solid pulmonary nodules.J Thorac Dis，2022，14（7）：2472-2480.

40. 史景云，孙奋勇，刘海鹏，等. 肺部多发磨玻璃结节中西医结合防治一体化专家共识. 肿瘤，2022，7：451-465.

41. 向科旭，汪真辉，瞿颖，等. 100 例亚厘米肺结节手术患者中医证型与病理分析. 广州中医药大学学报，2022，39（8）：1732-1738.

（王洪武　刘言　安鹏　边灵杰　方碧霞　李长安）

晚期非小细胞肺癌多域整合治疗策略

　　肺癌是全球发病率和病死率最高的恶性肿瘤之一，且多数患者确诊时已属晚期。在中国，非小细胞肺癌患者的新发病人数从 2016 年的 69 万人增加到 2020 年的 79 万人，2016—2020 年复合年增长率为 3.2%。受吸烟和空气污染增加等风险因素的影响，预计中国非小细胞肺癌的新发病例将继续增加，预计 2022 年达到 84 万人。

　　肺癌的 TNM 分期系统描述了肺癌的生长和扩散等信息，对于指导其临床治疗起着非常重要的作用。目前临床上广泛采用的是国际抗癌联盟（Union for International Cancer Control，UICC）和美国癌症联合会（American Joint Committee on Cancer，AJCC）于 2017 年发布的第八版肺癌 TNM 分期。晚期肺癌是指不能手术的ⅢB 期（T1-3N2M0，T0-4N3M0，T4N0-3M0）和Ⅳ期（T0-4N0-4M1），占肺癌的 70% ～ 85%。但随着肺癌早期筛查的推广，这一比例正在下降。晚期肺癌往往失去手术、放疗及化疗的时机，预后较差，Ⅳ期患者 5 年存活率不足 20%。

中国学者更新的《Ⅳ期原发性肺癌中国治疗指南（2021 年版）》，提出以分子靶向治疗、免疫治疗为主的新理念，患者的生存期得到了很大改善，经过近 20 年的努力，晚期肺癌的 5 年存活率已达 40% 左右。

当晚期肺癌患者胸内肿瘤蔓延侵及周围组织时，可导致声音嘶哑、上腔静脉阻塞综合征、霍纳综合征、胸腔积液和心包积液等。远处转移至脑、骨、肝、肾上腺及其他器官时，可引起相应器官转移的临床表现。部分患者可出现副肿瘤综合征，包括库欣综合征、抗利尿激素分泌异常综合征、高钙血症、类癌综合征和继发增殖性骨关节病等，甚至有少数患者以恶病质状态为首发表现。因此，对于晚期肺癌的治疗，既要重视局部的治疗，又要重视全身的治疗。局部治疗不但有手术、放疗，还有支气管镜治疗、局部消融治疗、近距离放疗、血管介入治疗等，这些都归属于介入肺脏医学范畴。

介入肺脏医学源于 20 世纪 90 年代中期。1999 年，两位美国学者 Beamis 和 Mathur 主编的 Interventional pulmonology 一书正式出版发行。2008 年才由北京协和医院徐作军等翻译，在国内出版。2002 年，美国胸科学会定义介入肺脏医学为"针对呼吸系统疾病的诊断和侵入性治疗操作的一门科学和艺术"。掌握这一门科学，除了要掌握常规的呼吸病学的知识和训练之外，还需要更多专门的训练和更专业的判断。现代介入肺脏医学应包括2个方面：呼吸内镜技术和影像引导下的经皮穿刺技术。

近年来，樊代明院士多次强调对肿瘤治疗要采取整合治疗的方法。整合医学是把设备、技术放在同一个平台，让患者得到一站式全身化服务。一方面提高了肿瘤诊疗效能，缩短空间，节约时间，激发医师的行动力；另一方面，肿瘤整合治疗可以提高效率、提高疗效，使高危患者也能得到救治。

鉴于晚期肺癌是一种全身性疾病，笔者提出了晚期肺癌多域整合治疗策略——"54321"，源于现代战争的军事术语多域联合作战。

"5"——五兵种联合

根据肺癌侵犯的部位不同，需要采取不同的方法。笔者根据自己的经验，将介入治疗方法命名为"陆海空"：对气道内肿瘤通过气道（陆军）进行内镜介入治疗，对富血管的肿瘤或有血管堵塞时通过血管（海军）进行介入治疗，而对发生肺内或其他部位转移的实体肿瘤采用影像引导下的经皮穿刺（空军）进行治疗。信息化部队是指通过监测患者的细胞病理、分子及免疫学等信息，采取更精准的化学治疗、分子靶向药物治疗、免疫治疗、细胞治疗。太空部队是指中医药治疗，可通过患者的证素判断其证候，高瞻远瞩，从整体的角度判断患者的全身状况，采取清热解毒、活血化瘀、软坚散结等方法，调节患者的免疫状态及阴阳平衡，达到带瘤生存的目的。这五种手段相当于一个集团军——

"海陆空，信息化部队和太空部队"，各有所长，缺一不可。

"4"——四维一体的整合治疗

肺癌的治疗需要兼顾到发生的部位，处理气道内与气道外、血管内与血管外、胸腔内与胸腔外、局部与全身等，这种多模态的治疗策略值得推广。

"3"——三层瓦解的治疗策略

对发生于中央型气道的肿瘤，采取以内镜治疗（陆军）为主的治疗方案，对发生于肺内的病变以经皮穿刺（空军）治疗为主。而对发生于胸膜腔的病变采取胸腔镜下治疗为主的治疗方案。

"2"——胸部肿瘤的局部治疗与全身治疗（双靶区治疗）

笔者最早提出了双靶区治疗的理念，即生物靶区（biological target volume，BTV）和分子靶区。由 CT、B 超、MRI 及内镜下等物理影像手段所能诊断的、可见的并有一定形状和体积的病变组织，包括转移灶在内的靶区称为解剖靶区，又称物理靶区或几何靶区。生物靶区是指利用单光子发射计算机体层摄影（single photon emission computed tomography，SPECT）、正电子发射断层显像（positron emission tomography，PET）、MRI 功能影像学技术的进步，显示肿瘤代谢状态甚至分子水平的变化，诸如乏氧、供血、代谢、凋亡、基因等，可以更精确地显示肿瘤组织和正常组织，从而发现常规 CT、B 超、X 线片等解剖影像技术不能发现的转移病灶和功能变化。我们将这种功能性影像学定义的靶区称作生物靶区。通常 PET 显示肿瘤的 BTV 大于 CT 显示的肿瘤范围约 0.5 cm，在 BTV 0.5 cm 以内可能存在肿瘤细胞。因此，治疗范围应超出肿瘤边缘 1 cm 以上。目前常用的局部治疗方法有手术、立体定向放射治疗、间质放疗、间质缓释化疗、间质 PDT、内镜介入治疗、热消融治疗、冷冻治疗、血管介入治疗等。

影像引导下的经皮穿刺技术近年来亦有飞速发展。早期主要在 C 形臂或 B 超引导下穿刺活检，后来发展为在 CT 或磁共振引导下诊断和治疗，现在还有导航机器人引导穿刺，操作更为简单、精准。近年来随着科学技术的不断发展，新的治疗方法也不断问世，特别是以局部瘤细胞灭活为主的微创靶向治疗，已成为 21 世纪治疗肿瘤的主导方向。新的靶向消融治疗技术如激光、冷冻、热疗等物理消融方法的广泛开展，改变了传统外科手术治疗的理念。这些方法打破了内科医师和外科医师的界限，也改变了临床科室与辅诊科室的专业领域，要求各科医师越来越密切地合作。局部靶区的冷冻、热疗、化学治疗等微创治疗具有创伤轻、并发症少、经济、有效等优势，特别是对晚期或传统治疗方法失败的患者，不失为很好的补充方法。同时，也可以与传统治疗方法结合应用，达到更好的治疗效果。间质近距离放疗业已成为肺癌等实体肿瘤的标准治疗。在介入肺脏医学的发展历程中，不断追求的一个目标就是如何在诊治疾病的基础上，把介入本身对患者的伤害降到最低程度。要达到这一目标，需满足以下 2 个方面：①尽可能达到诊治目的；②尽量减少患者痛苦（包括医源性和疾病本身引起的痛苦），最大限度地保护正常组织器官功能的完整性，提高生活质量。

呼吸内镜在超声内镜及导航支气管镜的加持下，介入治疗范围也在不断扩大。从腔内病变到气道周围的病变，乃至周围型的肺病变和胸膜腔内的病变，均可施行介入治疗，因而使原本不能手术或不愿手术的患者，均能获得理想效果。PDT 乃至镜下药物注射，对晚期腔内肿瘤也有非常好的疗效，有些可达治愈效果。对转移淋巴结或肺内的肿瘤行间质 PDT，亦可达预期效果。

分子靶区即为精准医学范畴，是依据患者内在生物学信息以及临床症状和体征，对患者实施关于健康医疗和临床决策的量身定制。其旨在利用人类基因组及相关系列技术对疾病分子生物学基础的研究数据，整合个体或全部患者临床电子医疗病历。目前常用的方法有化疗、分子靶向治疗、免疫治疗、细胞治疗、抑制血管再生的药物等。这些方法均明显延长了患者的总生存时间（overall survival，OS），也提高了生存质量。

近几年，晚期 NSCLC 随着研究的不断深入与拓展，多种分子驱动基因陆续被发现，包括内皮细胞生长因子受体（endothelial growth factor receptor，EGFR）、间变性淋巴瘤激酶（anaplastic lymphoma kinase，ALK）、*ROS1*、*BRAF* 和 *RET* 基因重排等。针对这些特定突变位点的靶向药物及个体化治疗，也逐渐进入临床，改变了晚期 NSCLC 的治疗策略。从一代到三代多种 TKIs 药不断问世，具有显著的疗效和较低的毒性，部分分子靶向药物已取代传统化疗成为标准一线治疗药物。近年来用于克服耐药的新一代靶向药物和突破血脑屏障的药物也陆续问世，并获得了显著的疗效。目前接受靶向敏感突变位点治疗的 NSCLC 患者的中位生存期达 3 ～ 4 年，甚至更长；而没有靶向突变位点治疗的患者中位生存期仅有 1 年。同时，局部消融治疗与靶向药物联合应用也显著延长了患者的生存期。

基于 PD-1/PD-L1 轴阻断的免疫治疗策略最近已被证明对肺癌有效。抗 PD-（L）1 疗法代表了肺癌免疫疗法的转折点，从以前无效的增强剂策略转向免疫检查点作为标准的一线和二线疗法。这一前所未有的成功凸显了逃避免疫攻击机制的重要性，如 PD-1/PD-L1 轴，并强调了更好地了解肿瘤免疫微环境的重要性。经过数十年的免疫治疗探索，用 PD-1/PD-L1 轴阻滞剂靶向免疫肿瘤微环境已被证明可以显著提高一小部分肺癌患者的生存率，开辟了治疗这种疾病的新方法。

笔者多年前曾在体外证实冷冻免疫的存在，并在实践中发现肺癌患者经氩氦刀治疗后 5 日内复查，髓样树突状细胞（myeloid dendritic cell，MDC）所占单核细胞百分比即 MDC1 总量较术前明显升高（$P < 0.05$），有统计学差异；氩氦刀术后 6 ～ 10 日复

查的患者，成熟 MDC1、成熟 MDC2 所占 MDC 总量的百分比有明显的升高。此外 CD4$^+$T 细胞明显升高（$P < 0.05$），细胞因子 IL-12、TNF-α 治疗后较术前有所升高（$P < 0.05$）。此外患者依据肿瘤大小进行分组分析，肿瘤直径 ≤ 6 cm 的患者 CD4$^+$、IL-12、TNF-α 均有明显升高（$P < 0.05$）；病灶 > 6 cm 的患者，仅有成熟 MDC1 较前有所升高（$P < 0.05$）。结论认为，中晚期肺癌患者局部病灶在接受氩氦刀治疗后，机体细胞免疫功能较前增强，提示氩氦刀治疗与机体抗肿瘤免疫调节相关。现在许多研究也证实，无论冷冻或热消融、PDT 后均有免疫反应增强的现象，两者结合应用疗效会增强。由此产生了新的疗法：消融免疫疗法和光免疫疗法。

赵玉达等回顾性分析应急总医院经病理证实并完成随访的 32 例原发性 EGFR 敏感突变型晚期肺腺癌患者，应用 EGFR-TKIs 的同时联合氩氦刀或支气管动脉介入局部治疗，结果表明，PFS1（从使用 EGFR-TKIs 到疾病进展时间）平均时间为（12.4 ± 8.6）个月。其中 14 例患者冷冻消融前行支气管动脉栓塞治疗，共消融病灶 38 个。PFS2（从冷冻消融到疾病进展时间）为（6.7 ± 2.9）个月。OS 为（31.5 ± 13.5）个月，其中 OS1（冷冻消融后的生存期）为（15.5 ± 7.6）个月。统计分析显示 PFS1 与 PFS2 与 OS 存在显著相关性（$P < 0.05$），靶向治疗进展后至氩氦冷冻消融的时间与患者的 OS 及 OS1 存在相关性，支气管动

脉栓塞联合氩氦消融治疗后并发症主要为气胸及肺内出血，对症处理后均可缓解。结论认为，EGFR-TKIs 耐药进展后晚期肺腺癌中，EGFR-TKIs 继续使用并联合冷冻消融等局部治疗可延长患者生存期，并发症少，取得临床获益。

"1"—肺癌一体化全程管理

近来王辰院士提出六字真言"促防诊控治康"，对肺癌的全程管理非常重要。"促防诊"主要针对早期肺癌，而对晚期肺癌"控治康"则更为重要。控制肺癌发展，积极治疗肺癌本身及各种并发症，加速患者康复，包括运动康复和心理康复，提高患者的生存质量，延长患者生命，使其尽可能回归社会，这是我们义不容辞的责任。

中国抗癌协会也提出癌症管理的"评估、扶正、控制、保护、双生"的理念，值得认真学习。

参考文献

1. 深圳中商情大数据股份有限公司. 2022 年中国非小细胞肺癌新发病人及靶向药市场规模预测分析. [2022-02-16]. http//m.askci.com/news/chanye/20220216/1722201745169.shtml

2. FENG S H，YANG S T.The new 8th TNM staging system of lung cancer and its potential imaging interpretation pitfalls and limitations with CT image demonstrations.

Diagn Interv Radiol，2019，25（4）：270-279.

3. 中国医师协会肿瘤医师分会. Ⅳ期原发性肺癌中国治疗指南（2021年版）. 中华肿瘤杂志，2020，43（1）：39-59.

4. 王洪武. 电子支气管镜的临床应用. 北京：中国医药科技出版社，2009.

5. 樊代明. 整合医学：理论与实践. 西安：世界图书出版公司，2016.

6. XU Y Y，GUO Z Y，LIU R J，et al.Bioengineered carina reconstruction using in-vivo bioreactor technique in human：proof of concept study.Transl Lung Cancer Res，2020，9（3）：705-712.

7. ZHOU Y Z，GAO Y P，ZHANG N，et al.Clinical effects of cisplatin plus recombinant human endostatin （rh-endostatin）intratumoral injection on malignant central airway obstruc-tion：a retrospective analysis of 319 cases.J Thorac Dis，2021，13（2）：1100-1105.

8. JONNA S，SUBRAMANIAM D S.Molecular diagnostics and targeted therapies in non-small cell lung cancer （NSCLC）：an update.Discov Med，2019，27（148）：167-170.

9. 王淑云，孙玉萍. 非小细胞肺癌分子靶向治疗研究进展. 精准医学杂志，2019，34（2）：99-103.

10. SANMAMED M F，EGUREN-SANTAMARIA I，SCHALPER K A.Overview of lung cancer immunotherapy.Cancer J，2020，26（6）：473-484.

11. 赵玉达、张楠、马洪明，等. 局部治疗联合 EGFR-TKIs 在晚期耐药肺腺癌中的临床应用研究. 国际呼吸杂志，2020，40（4）：262-267.

（王洪武　李龙朝）

基于 CiteSpace 的国内呼吸道微生态研究现状及趋势可视化分析

呼吸系统是机体与外界进行气体交换的重要场所，呼吸道中存在复杂多样且动态变化的微生物群落，包括细菌、真菌、病毒等。呼吸道微生态不仅参与了呼吸道结构的发育，也在呼吸道免疫的成熟和维持中发挥着重要作用。目前，呼吸道微生态研究已逐渐成为呼吸病学及微生物学的研究热点。

CiteSpace 是美国德雷塞尔大学陈超美教授开发的可视化文献分析软件，其将信息可视化技术、应用数学、图形学、计算机科学等与科学计量学结合起来，把文献数据信息转换为可视化图像，呈现某一科学领域的研究现状、热点，识别并显示科学发展新趋势和新动态。本研究通过 CiteSpace 5.8 R3 软件绘制知识图谱，对呼吸道微生态相关研究进行可视化分析和解读，以展示该研究领域的整体情况，为今后开展相关研究提供思路和理论参考。

采用高级检索模式，以"呼吸道微生态"或"气道微生态"或"肺微生态"为主题词，精确匹配，标定学科领域为医药卫生科技，语种为中文，系统检索中国知网、维普资讯与万方数据自建库至 2021 年 10 月 15 日的全部文献。

将检索得到的全部文献题录导入 Note Express 3.2.0.7535 软件，并进行题录更新，完善"年份""作者""标题"等信息。随后以"作者""标题"为查重字段，设置匹配度为 95%，进行文献查重，剔除重复文献后，根据纳入、排除标准对文献题录进行筛选，得到最终合格文献。再将纳入研究的文献数据以 Refworks 的格式导出，命名为"download_***.txt"。将文件导入 CiteSpace 5.8 R3 软件进行数据转换，得到软件可处理的数据。选用系统 g-Index 方法，采用 1 年分区法，分 3 次设置节点类型对已有数据进行可视化，节点类型分别选择机构（Institution）、作者（Author）、关键词（Keyword），生成不同的共现图谱。关键词聚类采用 LLR 算法分析，并对关键词进行突发性检测。

根据文献检索策略，获得呼吸道微生态相关文献 519 篇。剔除重复文献后，根据纳入、排除标准筛选得到有效文献 259 篇，所得文献时间跨度为 1994—2021 年。

文献数分析：对纳入的 259 篇文献按发表时间进行统计分析（图 15），可见呼吸道微生态领域的年发文量呈上升趋势。该领域的发展大致经历了 3 个阶段：第一阶段是缓慢发展期（1994—

2002 年），共发文 9 篇，年均发文量 1 篇；第二阶段为平稳上升期（2003—2011 年），共发文 68 篇，年平均发文量 7.6 篇；第三阶段为快速发展期（2012—2021 年），共发文 176 篇，年平均发文量 17.6 篇。2019 年发文量最高，为 30 篇。截至 2021 年 10 月 15 日，该年度发文量为 20 篇，有望继续增加。

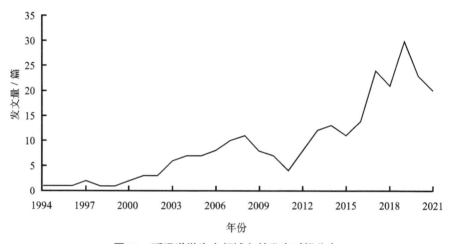

图 15　呼吸道微生态领域文献发表时间分布

研究机构分析：利用 CiteSpace 5.8 R3 软件对纳入的文献进行研究机构共现分析，发现以沈阳医学院、云南中医药大学、南方医科大学、沈阳第四人民医院发文量较多。

作者分析：根据作者发文量对文献进行统计，显示呼吸道微生态领域形成了多个研究团队，其中主流学术团体有 3 个：以肖纯凌为代表的学术团体 1，以袁嘉丽、陈文慧为代表的学术团体 2，以杨宇为代表的学术团体 3。各研究团体内部尤其是主流学术团体合作密切，但不同团体间缺乏合作。

关键词及研究热点分析：对 CNKI 提取的关键词进行共现分析，绘制共现网络图谱（图 16），图谱中有 240 个节点，525 条连线，机构间连接密度为 0.0183。图中十字节点代表关键词，节点间的连线代表关键词同时出现。频次排名前 20 的关键词及其对应中心性及排序如表 9 所示。进一步将关键词聚类，不同聚类用不同颜色及形状体现，共形成 8 个聚类（图 17）。Q 值是评价聚类有效性的指标，Q > 0.3 代表聚类有效，S 是评价聚类同质性的指标，S > 0.5 代表聚类合理，S > 0.7 代表聚类可信，呼吸道微生态研究领域聚类图谱中 Q 为 0.6326，S 为 0.8899，说明该聚类有效、合理。

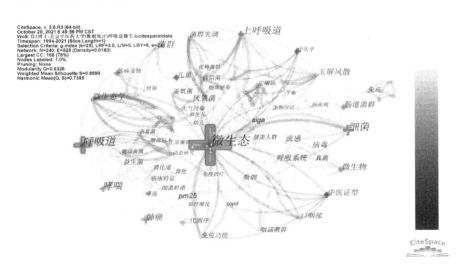

图 16　呼吸道微生态领域文献关键词共现（见彩插 7）

表9 呼吸道微生态领域频次排名前20的关键词及其对应中心性排序

关键词	频次	频次排名	中心性排名	中心性
微生态	62	1	1	0.78
呼吸道	25	2	3	0.19
细菌	17	3	2	0.25
上呼吸道	13	4	9	0.07
哮喘	11	5	5	0.1
微生物	9	6	18	0.03
肺癌	8	7	8	0.08
菌群	8	8	25	0.02
吸烟	8	9	12	0.05
玉屏风散	8	10	6	0.09
中医证型	8	11	19	0.03
肠道菌群	7	12	7	0.09
PM 2.5	7	13	13	0.05
口咽部	6	14	31	0.01
微生态学	6	15	10	0.07
厌氧菌	6	16	26	0.02
儿童	6	17	47	0
益生菌	6	18	32	0.01
肠病及肺	5	19	33	0.01
咽部菌群	5	20	14	0.05

注：频次相同的关键词按拼音首字母排序。

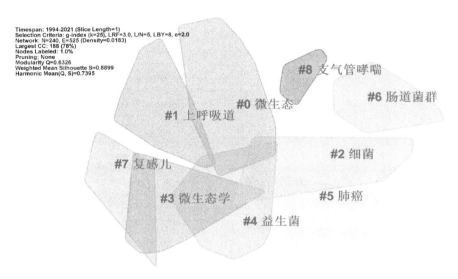

图 17　呼吸道微生态领域文献关键词聚类（见彩插 8）

对关键词进行突发性检测，共出现 20 个关键词（图 18），图 18 中 1 个条带代表 1 年，红色条带表示其出现年份。1994—2006 年，研究热点以上呼吸道菌群为主，出现"病原菌""口咽部"等关键词。2001 年后，出现"定喘汤""中医证型""玉屏风散""肠病及肺"等关键词，中医药与呼吸道微生态的研究逐渐增多。"哮喘"较早进入了研究者视线，其与呼吸道微生态相关性的研究较为深入，持续时间最长（2007—2017 年）。"大气污染""PM 2.5"对呼吸道微生态影响的研究热度不减。近年来，"肺癌"与呼吸道微生态相关性的研究成为新的研究热点，且强度最高（Strength=3.5）。随着"二代测序"等新技术的发展，识别下呼吸道微生物，认识"肺微生态"成为可能。

关键词	强度	开始时间	结束时间	1994-2021
病原菌	1.36	1994	1995	
口咽部	1.86	1996	2006	
微生态学	1.76	1999	2011	
定喘汤	1.43	2001	2008	
大气污染	1.36	2002	2002	
中医证型	3.5	2004	2008	
哮喘	1.62	2007	2017	
玉屏风散	3.32	2008	2013	
上呼吸道	2.47	2008	2015	
菌群失调	2.04	2009	2013	
菌群	2.93	2011	2016	
肠病及肺	2.61	2011	2014	
sIgA	1.43	2012	2017	
溶菌酶	1.36	2014	2017	
PM2.5	1.96	2016	2021	
益生菌	1.4	2016	2018	
肠道菌群	2.15	2017	2018	
二代测序	2.53	2018	2019	
肺癌	3.5	2019	2021	
肺微生态	1.63	2020	2021	

图 18　1994—2021 年呼吸道微生态领域文献关键词突发性检测

　　本研究通过 CiteSpace 5.8 R3 软件对国内近 30 年的呼吸道微生态领域研究进行分析，了解了该领域的研究机构、核心学术团体和研究热点的演进过程，从而认识了该领域的发展现状，并对未来发展趋势做出了预测。

　　呼吸道微生态领域研究现状：通过梳理国内近 30 年呼吸道微生态领域的研究文献，发现该领域越来越受到学者重视，年发文量逐渐增加。由于传统观念认为肺部处于无菌状态，加之下呼吸道采样困难，早期研究主要集中在上呼吸道菌群，研究发展进程缓慢。中医药在缓慢发展期过渡至平稳上升期发挥了重要作用，充分体现了我国的医疗特点及优势。2007 年美国国立卫生院宣布启动人类微生物组计划以后，微生物与宿主的相互作用及其对疾病的影响成为研究热点，但其并未将下呼吸道纳入研究对象。随着支气管镜技术及微生态检测技术的不断发展和普及应用，为研究者们提供了更便捷可靠的采样方法和检测技术，展现出较好的研究拓展性。越来越多的学者尝试从呼吸道微生态角度阐释呼吸系统疾病发生、发展机制，使得该领域研究在 2012 年进入快速发展期。然而，与肠道、阴道微生态领域相比，当前呼吸道微生态领域仍处于起步阶段，发展前景广阔。

研究机构是科学研究的主要阵地，通过对研究机构进行共现分析，可了解该领域科研力量的分布情况和主要研究机构的研究方向。根据机构、作者合作共现图谱可知，各团队内部紧密合作，围绕各自的研究方向深入研究，但团队间、科研机构间缺乏合作。分析其原因，主要是该领域研究缺乏高质量、有影响力的文献，不能带动机构间、地域间的合作。1994 年沈阳医学院肖纯凌教授首先发表呼吸道微生态研究文献，且发文量最多，无疑是该领域领军学者，带动了周边医疗及学术机构的研究与合作，如沈阳第四人民医院、辽宁中医药大学、大连医科大学等，进一步提高了领域内的影响力。建议加强机构间、地域间合作，促进该领域的长远发展。

呼吸道微生态领域研究热点：关键词是对文献核心内容的高度概括，频次高的关键词常被用来反映研究领域的热点问题。结合关键词聚类和突发性检测结果可知，该领域研究内容主要涉及环境污染对呼吸道微生态的影响，呼吸道微生态与呼吸系统疾病的相关性，肠道菌群与呼吸道微生态的相关性及中医药对呼吸道微生态的干预作用。

呼吸道微生态的认识及研究方法演变：呼吸道微生态是指在呼吸道栖息的微生物在与宿主长期进化过程中形成的共存关系。Charlson 等认为呼吸道有一个从上到下生物量递减的同质微生物区系，且健康个体间微生物群并不一致。由鼻腔至肺泡，呼吸道内 pH、温度、湿度、氧分压、二氧化碳分压等呈梯度变化，为不同微生物群落提供了定植条件，可能导致呼吸道微生物群落不同的地形分布。Dickson 等提出"肺生物地理学适应岛"模型，即健康肺部微生物群主要受微生物迁入与消除的影响，处于不断变化中，而不同生长条件对微生物繁殖的影响主要体现在肺部疾病中。

基于微生物培养技术的传统观念认为人体上呼吸道存在微生物寄生，下呼吸道正常情况下处于无菌状态，当病原菌入侵时，发生肺部感染。随着 16S rRNA 基因测序技术的发展，人们得以发现更多的共生微生物。2009 年 Hilty 等使用非培养的微生物鉴定技术证实了正常人的支气管树中并非无菌，随后下呼吸道微生态研究日益增多。近年来，高通量测序技术如二代测序不断发展，为识别呼吸道微生物、预测微生物功能及可能的作用靶点提供了有效工具，因此"二代测序""肺微生态"成为国内最新研究焦点。

环境污染对呼吸道微生态的影响：呼吸道微生物主要来源于外界空气，经济社会的快速发展加重了大气污染。研究报道 PM2.5 等大气颗粒可通过氧化应激增加细菌对气道上皮细胞的侵袭，进而增加肺部细菌负荷，并且对肺成纤维细胞和巨噬细胞也有损伤，导致炎症发生，诱发气道重塑，加重呼吸道疾病。虽然已知环境污染与呼吸道生态紊乱有关，但其相互作用尚未明确。动物实验发现大气污染会导致呼吸道原优势菌减少或消失，致病菌丰度和密度增加，使机体对呼吸系统疾病的易感性增加。除环境治理外，有学者提倡呼吸道益生菌治疗，利用保护性优势菌调节呼吸道微生态，起到生物拮抗的作用，从而保护人们免受大气污染的影响。

呼吸道微生态与疾病的相关性：呼吸道微生物影响着呼吸系统正常生理功能的发育，在疾病状态亦会伴随微生态失衡。探究呼吸道微生态与疾病的相关性，有利于阐明疾病发生发展机制，对疾病的预防和治疗具有重要意义。

哮喘是一种气道慢性炎症性疾病，病因不明，若干研究表明呼吸道微生物在其中扮演了重要角色。Sullivan 等经荟萃分析发现哮喘患者呼吸道微生态与健康人之间差异显著。流行病学调查显示幼时生活环境中微生物丰富对哮喘的发生具有保护作用，肺内变形杆菌较多，拟杆菌较少，可能是哮喘的准确预测因子。因此，呼吸道微生物组成及其与宿主的相互作用对哮喘的发生、发展具有重要意义。

肺癌是我国发病率最高的恶性肿瘤，严重影响人们的生命健康。研究发现肺癌的发病机制与呼吸系统的细菌负荷和组成有关，可能涉及多种致病机制，如菌群微生态失调、微生物遗传毒性和毒力效应、微生物影响代谢合成途径、炎症反应和免疫反应等。目前，呼吸道微生物与肺癌的相关性研究还处于初级阶段，发现肺癌诊断的微生物学标志物，阐明肺癌的发病机制，探索微生物干预靶点等研究正逐渐拉开序幕。

"肺与大肠相表里"与"肠－肺轴"：中医认为"肺与大肠相表里"，是基于经络循行规律、气机升降理论、阴阳学说提出的脏腑相合理论。许多研究者尝试从微生态角度解读这一经典理论，证实肺与肠道微生态存在同步性变化规律。叶建红等检测了大鼠便秘模型的肺和肠道菌群，发现两者均存在需氧菌、真菌增加，厌氧菌减少的现象。郑秀丽等认为肺与肠道菌群同步变化可能是"肠病及肺"的内在机制，郑旭瑞等发现哮喘模型大鼠的大肠推进率显著降低，肠道菌群也发生了变化，认为肺在一定病理状态下亦可影响大肠，即"肺病及肠"。

"肠－肺轴"是共同黏膜免疫的一部分，且两者组织起源相同。肠道菌群失调与多种慢性肺部疾病的发生发展有关，与抗生素相关的肠道菌群紊乱会增加肺部细菌数量，而益生菌治疗恢复肠道菌群平衡后可降低肺部疾病的发生风险。同时，呼吸道流感病毒感染也会引起肠道黏膜组织的免疫损伤。目前"肠－肺轴"概念尚未研究完善，但其为"肺与大肠相表里"理论提供了可能的现代科学依据。

中医药对呼吸道微生态的干预作用：中医药是我国医疗体系中不可缺失的组成部分，许多中医学者就中医药调节呼吸道菌群展开了系列研究。韩晓伟等研究了定喘汤雾化吸入对哮喘豚鼠呼吸道微生态及免疫功能的影响，发现定喘汤治疗组咽部白葡萄球菌和金黄葡萄球菌与健康对照组无显著差异，肥大细胞脱颗粒率较模型组显著下降。王健炜等进行体外试验发现玉屏风散水煎剂能促进呼吸道正常菌群甲型链球菌生长，并抑制肺炎链球菌、乙型溶血型链球菌及大肠杆菌的生长。欧杨惠发现玉屏风散可促进上呼吸道分泌出分泌型免疫球蛋白 A（secretory immunoglobulin A，sIgA），增强局部黏膜免疫作用。扶正祛邪是中医的基本治则，实验研究亦证明中药在抑菌杀菌的同时不忘改善免疫状态，深入挖掘中医对人体的调节作用，方能充分发挥中医药的优势。

呼吸道微生态领域发展趋势：呼吸道微生态为人们认识呼吸系统疾病打开了新思路，目前仍处于起步阶段，有众多亟待探索的问题和挑战。首先，研究应侧重探究微生物与宿主、环境之间的相互作用，而不局限于描述呼吸道微生态分布，通过高质量的前瞻性研究探求疾病与呼吸道微生态的因果关系。其次，微生物群的研究不能局限于细菌、病毒、真菌、支原体等，其他微生物也是呼吸道疾病的参与者。再次，建议统一样本采集、保存、测序和分析流程，保证研究的重复性和再现性。另外，下呼吸道微生物采样需借助支气管镜完成，受试者可接受度较差，需开发无创、非侵入性检测方法。

结语：本文采用文献计量学方法进行了呼吸道微生态领域的文献可视化分析，获得了关于作者、机构及关键词的分析结果，相对全面地展现了国内呼吸道微生态研究领域的整体情况，对把握研究现状、预测未来研究热点具有一定的指导意义。基于此次文献分析结果，针对我国当前呼吸道微生态研究现状，希望不同的研究团队和机构能够加强合作，整合不同机构间的资源，对呼吸道微生态领域进行持续、深入探索，以指导临床诊疗，并为基础研究的开展提供新的思路。

参考文献

1. MATHIEU E, ESCRIBANO-VAZQUEZ U, DESCAMPS D, et al.Paradigms of lung microbiota functions in health and disease, particularly, in asthma.Front physiol, 2018, 9: 1168.

2. YUN Y J, SRINIVAS G, KUENZEL S, et al.Environmentally determined differences in the murine lung microbiota and their relation to alveolar architecture.PLoS

One，2014，9（12）：e113466.

3. OLSZAK T，AN D，ZEISSIG S，et al.Microbial exposure during early life has persistent effects on natural killer T cell function.Science，2012，336（6080）：489-493.

4. 李杰，陈超美．Citespace：科技文本挖掘及可视化．2版．北京：首都经济贸易大学出版社，2017：2-8.

5. 杨国立，李品，刘竟．我国图书馆学研究知识图谱分析．国家图书馆学刊，2012，21（1）：52-59.

6. Human Microbiome Project Consortium.Structure，function and diversity of the healthy human microbiome.Nature，2012，486（7402）：207-214.

7. CHARLSON E S，BITTINGER K，HAAS A R，et al.Topographical continuity of bacterial populations in the healthy human respiratory tract.Am J Respir Crit Care Med，2011，184（8）：957-963.

8. MAN W H，DE STEENHUIJSEN P W，BOGAERT D.The microbiota of the respiratory tract：gatekeeper to respiratory health.Nat Rev Microbiol，2017，15（5）：259-270.

9. DICKSON R P，ERB-DOWNWARD J R，FREEMAN C M，et al.Spatial variation in the healthy human lung microbiome and the adapted island model of lung biogeography.Ann Am Thorac Soc，2015，12（6）：821-830.

10. 谢元辰，王兆娴，姚武，等．呼吸道微生态与疾病的研究进展．中国免疫学杂志，2019，35（21）：2674-2680.

11. LIU J G, CHEN X Y, DOU M S, et al.Particulate matter disrupts airway epithelial barrier via oxidative stress to promote pseudomonas aeruginosa infection.J Thorac Dis, 2019, 11（6）: 2617-2627.

12. LIU C W, LEE T L, CHEN Y C, et al.PM2.5-induced oxidative stress increases intercellular adhesion molecule-1 expression in lung epithelial cells through the IL-6/AKT/STAT3/NF-κB-dependent pathway.Part Fibre Toxicol，2018，15（1）: 4.

13. 张瑜, 肖纯凌. 呼吸道微生态在大气污染中的改变与调节的研究进展. 中国当代医药, 2017, 24（12）: 12-15.

14. 牛佳钰, 肖纯凌, 陈冬梅, 等. PM_（2.5）对高血压（SHR/NCrl）大鼠呼吸道菌群的影响. 卫生研究, 2016, 45（4）: 648-652, 662.

15. 肖纯凌. 大气污染与呼吸道微生态. 沈阳医学院学报, 2006, 8（1）: 1-3.

16. AL BATAINEH M T, HAMOUDI R A, DASH N R, et al.Altered respiratory microbiota composition and functionality associated with asthma early in life.BMC Infectious Diseases，2020，20（1）: 697.

17. DURACK J, LYNCH S V, NARIYA S, et al.Features of the bronchial bacterial microbiome associated with atopy, asthma, and responsiveness to inhaled corticosteroid treatment.J Allergy Clin Immunol，2017，140（1）: 63-75.

18. SVERRILD A, KIILERICH P, BREJNROD A, et al.Eosinophilic airway inflammation in asthmatic patients is associated with an altered airway microbiome.J Allergy Clin Immunol，2017，140（2）: 407-417.

19. SULLIVAN A, HUNT E, MACSHARRY J, et al.The microbiome and the

pathophysiology of asthma.Respir Res，2016，17（1）：163.

20. WANG J，LI F Q，TIAN Z G.Role of microbiota on lung homeostasis and diseases.Sci China Life Sci，2017，60（12）：1407-1415.

21. VER HEUL A，PLANER J，KAU A L.The human microbiota and asthma.Clin Rev Allergy Immunol，2019，57（3）：350-363.

22. JIN C C，LAGOUDAS G K，ZHAO C，et al.Commensal microbiota promote lung cancer development via γ δ T cells.Cell，2019，176（5）：998-1013.

23. 刘国慧，谷安鑫，鄂明艳. 微生物组学在肺癌发生发展中的作用机制及研究进展. 中国肺癌杂志，2020，23（11）：948-953.

24. 尤雷，翟俊伟，刘艳虹，等. 非小细胞肺癌患者术后 1 年生存与呼吸道细菌微生物分布的关系. 解放军医药杂志，2022，34（7）：26-30.

25. 郑秀丽. 基于肺肠微生态和 MEK/ERK 信号通路探讨肺与大肠病理传变的生物学基础. 成都：成都中医药大学，2013.

26. 高敏，冯静，王丽，等. 微生物群与肺癌的早期诊断及辅助治疗. 国际肿瘤学杂志，2022，49（4）：247-251.

27. SHOJI F，MIURA N，TAGAWA T，et al.Chronological analysis of the gut microbiome for efficacy of atezolizumab-based immunotherapy in non-small cell lung cancer：protocol for a multicenter prospective observational study.Thorac Cancer，2022，13（19）：2829-2833.

28. KOZAKOVA H，SCHWARZER M，TUCKOVA L，et al.Colonization of germ-free mice with a mixture of three lactobacillus strains enhances the integrity of gut

mucosa and ameliorates allergic sensitization.Cell Mol Immunol，2016，13（2）：251-262.

29. HAKOZAKI T，NOLIN-LAPALME A，KOGAWA M，et al. Cancer cachexia among patients with advanced non-small-cell lung cancer on immunotherapy：an observational study with exploratory gut microbiota analysis. Cancers（Basel），2022，14（21）：5405.

30. WANG J，LI F Q，WEI H M，et al.Respiratory influenza virus infection induces intestinal immune injury via microbiota-mediated Th17 cell-dependent inflammation.J Exp Med，2014，211（12）：2397-2410.

31. 彭静，羊忠山，李玉卿，等．玉屏风散合四物汤对慢性阻塞性肺疾病大鼠气道 7 种细菌的影响．中国医药导报，2017，14（33）：13-16.

（孟涵　王洪武）

宏基因组二代测序在肺部感染性疾病中的应用

　　肺部感染是人群的常见和高发疾病，各种病原微生物均可引起。近年来，造成人类感染的病原微生物日益复杂，种类增多，抗菌药物滥用致使细菌耐药，耐药病原微生物已成为全球关注的焦点。感染是急危重症患者死亡的主要原因之一，随着新发病原微生物的出现、耐药病原微生物的增多及免疫抑制宿主的增加，感染的发病率和死亡率居高不下。据 WHO 统计，在全球，感染性疾病导致患者死亡占全部死因的 25% 以上，在中国，感染性疾病占所有疾病的 50% 以上，造血系统肿瘤患者 75% 死于感染，实体肿瘤患者 50% 死于感染，脓毒症（严重感染）患者病死率高达 50%。重症感染起病急、进展快、病原体复杂，短时间内能否明确致病病原微生物至关重要。面对重症感染患者，能否快速确认感染病原体，成为后续对症治疗的关键，基于宏基因组二代测序（metagenomics next-generation sequencing，mNGS）技术为解决这一问题提供了一个可能的突破方向。

37. 新型冠状病毒（COVID-19）感染疫情前后肺部感染病原谱的变迁

致病微生物侵入呼吸道并进行繁殖导致的疾病称为呼吸道感染。根据其部位分为上呼吸道感染和下呼吸道感染。上呼吸道感染的病原体 70% ～ 80% 是病毒性的；细菌性病原体占 20% ～ 25%。下呼吸道感染包括肺炎、支气管炎和支气管扩张等，主要由细菌、支原体、衣原体、军团菌、病毒等感染引起。社区获得性肺炎（community acquired pneumonia，CAP）的细菌主要包括流感嗜血杆菌、肺炎链球菌及卡他莫拉菌等，最近几年来，肺炎克雷伯菌的感染比例在逐渐增加。

COVID-19 出现之前病原种类相对稳定，2021 年中国疾控中心发表了一项流行病学调查研究，调查了 2015 年 9 月—2018 年 8 月北京 19 家医院的口咽拭子、鼻咽拭子、痰样本和支气管肺泡灌洗液四种来源样品中病原种类的数量分布，分析了的病原学趋势。检测的病原谱几乎涵盖了所有 CAP 病原，包括细菌、病毒、真菌及非典型病原体等，从口咽拭子样品的病原分布来看，腺病毒、冠状病毒（不包括分型）、鼻病毒、甲型流感病毒、乙型流感病毒、肺炎支原体等的感染概率较大。COVID-19 出现之前，病原种类的分布情况相对比较稳定。

COVID-19 出现之后 CAP 病原谱变迁，2020 年，中国疾控中心发布的流感周报中南北方流调数据显示，COVID-19 出现之后甲型流感和乙型流感的感染甚少，基本上已经销声匿迹，2020—2021 年，流感病毒基本处于基线水平。其原因与我国采取的新冠感染疫情防控措施有关，如戴口罩、勤洗手、减少接触等举措，对流感病毒的防控同样有效。但是从 2021 年 11 月开始，乙型流感的感染病例不断检出，持续增加，从而出现新的增长趋势。同时呼吸道合胞病毒的检出率与去年同期相比也大为提高。2019 年 4 月至 2020 年 10 月出现流感病原分布的情况显示，甲型 H1N1 病毒较少，甲型 H3N2 病毒和乙型 Victoria 系病毒较多，国际与国内流感的变化趋势基本相同。

38. 宏基因组二代测序在肺部感染病原检测中的应用价值

传统的微生物鉴定方法分为培养和非培养两类，临床公认的金标准是分离培养和生化鉴定，这种方法的操作周期长、失败率高，并且不是每种病原体都可以培养。不依赖培养的方法如涂片镜检、抗体抗原免疫等，在采样当天即可报告结果。这些方法的时效性强，但在敏感性和特异性上存在较明显的劣势，而且传统的微生物鉴定方法对于未知或者罕见的病原微生物，无法快速识别。

mNGS 技术是通过对临床样本的所有 DNA 或 RNA 进行鸟枪法测序，可以无偏倚地同时检测多种病原微生物（包括病毒、细菌、真菌和寄生虫）。二代和三代测序平台均可用于该项技术。按从样本中提取的核酸类型不同可以分为宏基因组测序和宏转录组测序。按照测序模式可以分为单端测序和双端测序。mNGS 不依赖于传统的微生物培养，也无须特异性扩增，直接对临床样本中的核酸进行无差别、无选择性的高通量测序，然后与已知的微生物序列数据库进行比对分析，根据比对到的序列信息来判断样本包含的病原微生物种类，能够快速、客观地检测临床样本中的病原微生物（包括病毒、细菌、真菌、寄生虫）。在急危重症感染中，患者往往因为遗传性疾病、肿瘤、营养不良、器官移植、药物等因素导致免疫缺陷，除了遭受普通感染外，尤其容易受到机会性感染，即条件致病菌引起的感染。这类感染涉及的微生物种类复杂，很难根据经验提前预判，常规检测方法无法覆盖。相比之下，mNGS 理论上可以报告所有已知基因组序列的病原体，目前已经纳入的病原体有 8000 多种，其中包括 3000 余种细菌、4000 余种病毒、200 余种真菌和 140 种寄生虫等，除了病原体覆盖广、准确性高，mNGS 还可以获取耐药突变信息和毒力基因，高覆盖度的 mNGS 还可以评估病原体的药物敏感性，精准指导临床用药。

（1）细菌感染

细菌感染的主要病原体主要包括需氧菌、兼性厌氧菌及厌氧菌，此外还包括非典型病原体、结核分枝杆菌及非结核分枝杆菌等特殊类型。对于肺部感染患者，最近我国发起的一项全国多中心前瞻性临床研究证实，mNGS 的病原检测阳性检出率显著优于常规病原菌诊断方法［115/140（82.14%）*vs.*50/140（35.71%），$P < 0.05$］。mNGS 对于重症社区获得性肺炎病原检出率为 90.3%，而传统微生物检测技术的病原检出率仅有 39.5%。此外，mNGS 对于肺部厌氧菌相关感染也有很好的诊断效率，显著弥补了传统微生物检测对于肺部厌氧菌感染诊疗的不足。研究显示，肺部厌氧菌感染的标本中 mNGS 病原检出率为 71.43%（10/14），远高于培养 7.14%（1/14）（$P < 0.01$）。此外，mNGS 检测还进一步明确了以前认识非常不足的肺部感染病原微生物，如微小微单胞菌肺部感染。对于非典型病原体感染，如鹦鹉热衣原体，近两年，这种以前少见的重症肺炎致病病原体因 mNGS 技术的广泛应用，发现的越来越多，临床医师对此类病原体的认识也越来越深入。一项回顾性研究证实 mNGS 诊断肺结核的敏感性为 59%（59/100），显著高于涂片法（15%，15/100）和培养法（26%，26/100），差异均有统计学意义（均 $P < 0.001$），但与 Xpert 法（52%，52/100）比较差异无统计学意义（$P=0.090$）；国内多项相关研究也得出了类似的结论，但是 mNGS 在明确结核合并其他感染时具有独特优势。需要明确的是，在排除污染情况下，即使测到一条结核序列也要考虑其是致病菌可能性。目前阶段，对

于肺结核诊断，可以通过 mNGS 联合 Xpert 及传统结核诊断方法提高诊断的敏感性。而需要强调的是，测序深度对低丰度物种鉴定、测序数据可信度均有影响，且测序深度影响 mNGS 的敏感性，或许提高测序深度能进一步调高 mNGS 对于肺结核的诊断敏感性，这需要进一步的研究证实。

（2）真菌感染

真菌是肺部感染重要的感染病原之一。最近的临床实践研究证实 mNGS 对于隐球菌、肺孢子菌、曲霉及根霉等都有很好的诊断效率，可以提高重症肺炎真菌病原学诊断的敏感性，可作为传统真菌微生检测手段的有效补充方法，同时能够明确少见真菌感染。尤其是对于免疫力低下患者常继发的肺孢子菌肺炎，mNGS 不但敏感性高、特异性好，还可以检出合并的其他病毒或细菌混合感染，并且发现肺泡灌洗液和血液样本中 mNGS 检测肺孢子菌结果高度一致。需要注意的是对于在核酸提取过程中破壁困难的真菌，主要包括曲霉、毛霉、隐球菌属与双相真菌等，即使在检测报告中序列数较低，也要考虑其为致病微生物。

（3）病毒感染

病毒近年来越发受到临床重视，尤其是 COVID-19 出现之后。由于呼吸道样本中病毒的核酸提取难度相对较简单，因此只要有合适的引物，理论上讲 mNGS 对于呼吸系统病毒感染的诊断敏感性不优于相应的病毒 PCR 检测，而且如果是 RNA 病毒引起的相关感染，必须行 mNGS RNA 测序才能明确诊断，mNGS DNA 检测是不能识别 RNA 病毒相关感染的。mNGS 对于呼吸系统病毒感染的优势主要在于新发未知病毒感染及少见病毒感染诊断，另外一项研究也证实了 mNGS 技术在重症腺病毒 7 型肺炎快速精准诊断中的重要作用。

（4）主要参数

①序列数：mNGS 检测到可以匹配到人、微生物基因组或未知的短片段，其长度通常与采用的测序策略相关。

②相对丰度：该微生物在整个标本中检测到的相同类型微生物中所占的比重，丰度越高表示其在相同类型微生物中所占的比例越高。

③覆盖度：检测到的该微生物核酸序列覆盖到该微生物整个基因组的比值，覆盖度高表示该微生物的基因组覆盖率越高。

（5）阳性结果的定义

①细菌：定义为属相对丰度＞ 15%，同时序列数＞ 100 作为细菌诊断的阈值。

②真菌：由于真菌的 DNA 提取量通常较低，故定义为属相对丰度＞ 15%，同时序列数＞ 50 作为其诊断阈值。

③病毒：定义为属相对丰度＞ 15%，同时序列数＞ 50 作为病毒诊断的阈值。

（6）观察指标

①敏感性：指按金标准确诊的病例中被诊断为阳性者的概率，其反映了试验方法检出病例的能力。

敏感性（％）＝真阳性人数/（真阳性人数＋假阴性人数）× 100%

②特异性：指按金标准确诊的非病例中被诊断为阴性者的概率，反映了试验方法排除非病例的能力。

特异性（％）＝真阴性人数/（真阴性人数＋假阳性人数）× 100%

③阳性预测值：指试验结果被预测为阳性的人数中真阳性人数所占的比例，反映了诊断试验结果中阳性者患病的可能性。

阳性项测值（％）＝真阳性人数/（真阳性人数＋假阴性人数）× 100%

④阴性预测值：指试验结果被预测为阴性的人数中真阴性人数所占的比例，反映了诊断试验技术排除非患者的能力。

阴性预测值（％）＝真阴性人数/（真阴性人数＋假阳性人数）× 100%

39. 宏基因组二代测序在肺部感染中的临床应用价值

mNGS 近年逐渐开始被一些临床医师认可和尝试使用，相关

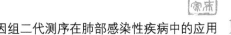

的临床指南和专家共识也对 mNGS 有所提及，2017 年，《中国利士曼原虫感染诊断和治疗专家共识》提到："有文献报告用二代测序等方法成功诊断骨髓穿刺与活组织检查未能发现的病例，将来有可能应用于临床。"2018 年，《儿童呼吸道感染微生物检验标本采集转运与检测建议（细菌篇）》指出："高通量的宏基因组测序是对感染性疾病病原体的大规模核酸分析，可提供极为丰富的信息，对于未知病原体的发现具有不可比拟的优势，是分子生物学诊断的研究热点。"《儿童呼吸道感染微生物检验标本采集转运与检测建议（病毒篇）》提到："二代测序技术不但在高通量方面表现出优势，而且在发现新病原方面也有突破性进展，但目前二代测序的结果还需要验证，不能直接用于临床诊断，且费用较高，要广泛应用尚待时日。"《终末期肝病合并感染诊治专家共识》提到："二代测序方法从组织、拭子、抽吸物中提取 DNA 进行分析，可筛查鉴别多种细菌，快速获取病原学诊断。"《中国成人医院获得性肺炎与呼吸机相关性肺炎诊断和治疗指南（2018 版）》指出："基于测序技术的临床宏基因组学可用于快速鉴定细菌、真菌、分枝杆菌、病毒等病原微生物及其耐药性，但技术成本高，仅限在有条件的单位开展。"2019 年 2 月，《宏基因组分析和诊断技术在急危重症感染应用的专家共识》发布。2020 年 11 月，中华传染病杂志发表了《中国宏基因组学第二代测序技术检测感染病原体的临床应用专家共识》。2021 年 1 月中华检

验医学杂志发表了《高通量宏基因组测序技术检测病原微生物的临床应用规范化专家共识》。2022 年 4 月中华临床感染病杂志发表了《呼吸系统感染中宏基因组测序技术临床应用与结果解读专家共识》。由已有发布的临床指南和专家共识可以看出，虽然在指南和专家共识中开始对 mNGS 有所提及和推荐，但几乎所有的指南和专家共识仍然对其持比较谨慎的态度，对其目前结果的验证、检测的成本和开展的条件等方面都给出了尚不成熟的提示。mNGS 作为二代测序成本快速降低而兴起的一门全新领域，若用于体外诊断试剂的研发，有其优势，但也存在很多技术和法规监管中的难点。

笔者课题组研究 85 例气道支架置入的患者中，保护性毛刷（protected specimen brush，PSB）与支气管肺泡灌洗液（bronchoalveolar lavage fluid，BALF）样本采用 mNGS 检测均检出了阳性病例。以支架相关呼吸道感染（stent-associated respiratory tract infection，SARTI）诊断标准为金标准，mNGS 在 SARTI 诊断中的敏感性为 89.75%，明显高于传统微生物培养。

不同样本 mNGS 对 SARTI 病原微生物的诊断效力：本研究采用不同样本（PBS 和 BALF）的 mNGS 检测，对 SARTI 诊断的敏感性和特异性均较高，这是 mNGS 在 SARTI 样本中检出效力的首次报道。既往文献报道均采用传统微生物培养方法检测。mNGS 对 SARTI 病原微生物检测的总体敏感性明显高于传统微生物培养，

PBS 与 BALF 敏感性均较高，但两者差异无统计学意义。

不同样本 mNGS 对 SARTI 病原微生物检出效力的比较：本研究中 PSB 共检出 91 种细菌、17 种病毒、22 种真菌；BALF 共检出 97 种细菌，21 种病毒，24 种真菌。比较两者检测结果，敏感度差异无统计学意义，特异度差异有统计学意义，但进一步细分，分别在细菌、病毒、真菌比较，特异度差异无统计学意义。本研究因纳入样本数较少，仍需大样本的临床研究进行深入、客观的评价。

40. 宏基因组二代测序在临床应用中存在的问题

（1）流程标准化

mNGS 需要对不同类型的临床样本进行预处理，操作步骤包括但不限于核酸提取、文库制备、纯化、定量、上机前质控等。再加上测序反应和数据分析，整体流程复杂、耗时长，自动化程度低。大多数文库制备方法包含 PCR 扩增步骤，有可能产生气溶胶污染，在实际临床取样、运输、样本处理、上机测序等环节中都有可能受到环境、容器、试剂中的微生物核酸污染。因此实验室在防止污染和质量控制上需要建立一系列标准化 SOP。

（2）检测准确性

mNGS 可以覆盖 8000 种以上的病原体，检测灵敏度很高。

但这是把双刃剑，一方面有可能受到环境、容器、试剂中的微生物核酸污染；另一方面，人体含有定植性的微生物（不同个体、不同样本类型，定植微生物的种类和丰度有较大差异）。这些因素都会导致 mNGS 结果中含有大量非致病性微生物，而真实的病原体则隐藏在定植和背景微生物中。因此，如何结合样本类型、实验对照和临床信息来准确判断病原体，是必须攻克的难题。对于 mNGS 的检测报告，检测机构应尽可能提供检测列表，而不是做出判断，需由临床医师结合检测结果和临床病史做出判断。

mNGS 对 SARTI 的致病微生物的诊断中也有很大的局限性。首先，mNGS 的检出结果通常不仅包括致病菌，还包括其他背景杂菌，其中最常见的背景杂菌来源于取样或操作过程中的污染。如何正确区分致病菌与背景杂菌，以及如何合理解读 mNGS 的结果仍然具有挑战性。总的来说，mNGS 在 SARTI 诊断中的应用仍处于早期阶段，尚有一些问题和挑战。首先，目前尚无完善、统一的背景菌识别策略，对测序结果的解读成为主要难点。其次，在取样和实验室检测过程中混入微生物基因序列似乎不可避免，这给识别真正的致病微生物带来困难，特别是某些条件致病菌的混入，会让判断变得更加困难。

（3）胞内菌/真菌检出率低

对于胞内感染菌因释放到体液中含量较少而导致检测敏感性偏低，对具有较厚细胞壁的病原微生物如真菌感染，由于核酸提取效率较低，导致临床检出率和敏感性较低。因此即使在检测报告中某种胞内菌／厚壁菌检出序列数不高，也要考虑其为致病病原体的可能。mNGS 信息量大，不可能在报告中列举出所有检测到的病原体，对于罕见病原体、胞内菌等，可能因检出序列数少、微生物丰度低，在报告中未能列举，如果临床有疑似特殊病原体的感染，应该可以追溯原始数据库进行查询。

（4）检测 DNA 还是 DNA+RNA

一些病毒的基因组为 RNA，用 DNA 建库的方法不能检出。同时，RNA 丰度与基因转录活跃程度呈正相关，检测 RNA 可以识别死菌和活菌，区分现行和既往感染。因此，DNA+RNA 测序与 DNA 测序相比具有多重优势，但人源 RNA 比 DNA 有更高的丰度和复杂度，且 RNA 易降解，对样本运输和保存有更高的要求。稳定有效地实现 DNA 和 RNA 同时检测，是提升 mNGS 临床检出率和准确性的保障之一。

另外，虽然临床病毒检出率较高，但是否为致病病毒尚难断定。检出的病毒有人疱疹病毒、人副流感病毒、鼻病毒、冠状病毒、人类多瘤病毒等，这些病毒本身无特异的临床症状，能否引起肺部感染也不清楚，是否需要治疗也不能断定，因此，这些病毒检出的意义到底有多大，有待研究。

（5）灵敏度和经济成本的矛盾

人体不同的样本类型单位体积含有的细胞数量有巨大的差

异，最终的测序数据由微生物序列和人源基因组序列组成，不同数量的人体细胞数、病原微生物感染的类型和感染量的高低都会影响测序数据中目标微生物序列占比，大量的人体背景细胞（如全血样本）及很多病原体感染后含量很低，包括用药后取样导致的病原数量降低，都会导致限定数据量中靶病原信息太少而丢失。单纯扩大数据量，提高检测深度是最简单的办法，但同时会导致检测成本的大幅度上升，如何平衡临床灵敏度的需求和检测成本的迅速增加，可能是 mNGS 面临的最大挑战。

（6）耐药检测

目前使用 mNGS 进行药敏检测还存在一定的困难，一是目前报道的耐药基因型与耐药表型的关联程度还存在一些差距；二是如果要应用 mNGS 对临床样本进行耐药相关基因的分析，那将需要极高的测序深度，成本将数千倍地上升，因此，当前的 mNGS 尚不能完全指导耐药菌抗感染药物的选择。

（7）应用的场景

目前微生物检验室对于微生物的鉴定有一套成熟的检验流程，mNGS 作为一种全新的检测手段，如何在当前微生物检验流程中找到适合的切入点，以及如何科学地设计产品、合理地选择预期人群并在正确的时机开展检测、找到适合的应用场景是 mNGS 作为一种实验室新兴技术向产业化转变的关键。

41. 宏基因组二代测序的展望与未来

目前全球细菌耐药形式日益严重，快速及时地获取疾病相关信息成为现今治疗的迫切需求，快速分子诊断技术成为未来新的趋势，基于耐药基因驱动的抗感染治疗也成为可行的新策略。mNGS 作为一种不依赖培养的分子诊断技术，可以快速鉴定感染病原微生物、检出相关耐药基因，相比传统培养方法拥有更高敏感性，又与"精准诊疗"的理念相契合。随着临床对测序技术深入研究和评价，mNGS 指导下的精准抗感染治疗能够在感染性疾病诊治中发挥更大的作用。但是其临床应用还存在众多不足，迫切需要各个机构推动基于本医院的本地化 mNGS 技术临床应用模式，从而解决 mNGS 技术临床规范应用难题，真正让 mNGS 辅助解决呼吸系统感染的快速、精准、规范诊疗难题。

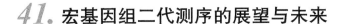

参考文献

1. LI B，HONG C，FAN Z，et al.Prognostic and therapeutic significance of microbial cell-free DNA in plasma of people with acutely decompensated cirrhosis.J Hepatol，2022，22：03144-03145.

2. LUO S H，MANCINI A，BERTÉ R，et al.Massively parallel arrays of size-controlled metallic nanogaps with gap-widths down to the sub-3-nm level.Adv Mater，2021，33（20）：e2100491.

3. GU W，DENG X D，LEE M，et al.Rapid pathogen detection by metagenomic next-generation sequencing of infected body fluids.Nat Med，2021，27：115-124.

4. RAMACHANDRAN P S，WILSON M R.Metagenomics for neurological infections-expanding our imagination.Nat Rev Neurol，2020，16（10）：547-556.

5. SCHUBERT R D，HAWES I A，RAMACHANDRAN P S，et al.Pan-viral serology implicates enteroviruses in acute flaccid myelitis.Nat Med，2019，25（11）：1748-1752.

6. CHIU C Y，MILLER S A.Clinical metagenomics.Nat Rev Genet，2019，20（6）：341-355.

7. KALANTAR K L，NEYTON L，ABDELGHANY M，et al.Integrated host-microbe plasma metagenomics for sepsis diagnosis in a prospective cohort of critically ill adults.Nat Microbiol，2022，7（11）：1805-1816.

8. SERPA P H，DENG X D，ABDELGHANY M，et al.Metagenomic prediction of antimicrobial resistance in critically ill patients with lower respiratory tract infections.Genome Med，2022，14（1）：74.

9. RAMACHANDRAN P S，RAMESH A，CRESWELL F V，et al.Integrating central nervous system metagenomics and host response for diagnosis of tuberculosis meningitis and its mimics.Nat Commun，2022，13（1）：1675.

10. ZHAO N，CAO J B，XU J Y，et al.Targeting RNA with next- and third-generation sequencing improves pathogen identification in clinical samples.Adv Sci（Weinh），2021，8（23）：e2102593.

11. GU W，RAUSCHECKER A M，HSU E，et al. Detection of neoplasms by metagenomic next-generation sequencing of cerebrospinal fluid. JAMA Neurol，2021，78（11）：1355-1366.

12. GU W，TALEVICH E，HSU E，et al.Detection of cryptogenic malignancies from metagenomic whole genome sequencing of body fluids.Genome Med，2021，13（1）：98.

13. LI N，CAI Q Q，MIAO Q，et al.High-throughput metagenomics for identification of pathogens in the clinical settings.Small Methods，2021，5（1）：2000792.

14. ZANELLA M C，CORDEY S，LAUBSCHER F，et al.Unmasking viral sequences by metagenomic next-generation sequencing in adult human blood samples during steroid-refractory/dependent graft-versus-host disease.Microbiome，2021，9（1）：28.

15. DENG X D，ACHARI A，FEDERMAN S，et al.Metagenomic sequencing with spiked primer enrichment for viral diagnostics and genomic surveillance.Nat Microbiol，2020，5（3）：443-454.

16. 陈令佳，李建民，张卫东，等. 恶性中心气道狭窄患者金属支架置入后下呼吸道感染分析. 中国呼吸与危重监护杂志，2022，21（1）：6.

17. 张洁莉，邹珩，张楠，等. 金属和硅酮支架气道置入后引起支架相关呼吸道感染的发生率和病原学比较. 基础医学与临床，2018，38（3）：5.

18. 王辉，吴宏成，陈伟庄. 气道硅酮支架置入术后下呼吸道感染的临床特点及影响因素分析. 全科医学临床与教育，2020，18（4）：4.

19. 刘卫，薛克营，李晓玉，等. 气道支架置入术后感染的临床特点及影响因素分析. 临床肺科杂志，2019，24（11）：3.

20. 刘卫，谢红旗，卓双塔. 气道支架置入术后相关肺部感染的病原学分析及抗感染策略. 中国医院药学杂志，2019，39（21）：3.

21. 张洁莉，邹珩，王洪武，等. 支架相关性呼吸道感染的发生率和病原学及危险因素分析. 中华结核和呼吸杂志，2016，39（5）：4.

22. 王东，李凤芝，张波. 气道表面微环境稳态与肺部感染. 中华结核和呼吸杂志，2020，43（9）：801-804.

23. 王培，沈雪锋，沈昊，等. 病毒感染对支气管哮喘患儿气道重塑及气道反应与免疫微环境的影响. 中华医院感染学杂志，2021，31（15）：5.

（杨冰　王洪武）

重视气管支气管结核的介入治疗

结核病仍然是全球最严重的传染病之一，每年全球新发结核病患者约 1000 万，死亡超过 130 万。我国是全球结核病高负担国家之一，每年新发结核病患者超过 80 万，死亡约 3 万，严重危害人民健康，造成沉重的社会负担。为遏制结核病流行，基于 2015 年数据，WHO 制定了"终结结核病"战略目标，计划到 2035 年经过全球共同努力将结核病的致死人数下降 95%、发病率下降 90%。2023 年 3 月 24 日是第 28 个世界防治结核病日，宣传的主题是"生命至上，全民行动，共享健康，终结结核"。

既往肺结核的治疗多强调以全身药物治疗为主，但随着呼吸介入技术的发展，气管支气管结核的介入治疗亦愈来愈受到重视。研究数据表明，活动性肺结核患者中气管支气管结核患者为 10%～40%，另外 5%～10% 的患者肺内未发现结核病灶而单纯侵犯气管、支气管。部分患者存在多种抗结核耐药问题，且有些患者支气管结核在早期无特异性症状，极易出现漏诊、误诊现象，部分支气管结核患者出现病程反复，以及治疗不及时或者迁延不愈，易造成支气管闭塞，使其远端肺组织坏死与毁损。

多年来，中华医学会结核病学分会不断完善《气管支气管结核诊断和治疗指南（试行）》，丁卫民教授等曾多次提出补充意见，并强调需在全身抗结核的基础上恰当选择支气管镜介入治疗措施。

42. 气管支气管结核的介入治疗原则

为了规范支气管镜的标准化操作，笔者提出了气道结核病变诊断的六定法则：定型、定级、定位、定区、定性、定期。由此要求掌握"985432"密码。

"9"——气道结核的 6 分型方法。

"8"——中央型气道的八分区方法。

"5"——气道狭窄的五定级方法。

"4"——需区分结核的发病部位，如中央型气道、肺内、胸膜腔内和胸外。不同的部位采取不同的治疗方法。

"3"——结核活动期、非活动期和稳定期。

"2"——分为涂片抗酸杆菌阴性和阳性，有无耐药。

根据中华医学会结核病学分会最新建议，气管支气管结核分为 9 个类型。

Ⅰ型（炎症浸润型）：病变以气道黏膜充血、水肿及肥厚为主。①炎症急性期浸润型主要表现为气管、支气管黏膜充血、水肿，病变局部黏膜表面见灰白色粟粒状结节，气道黏膜轻度肥厚、黏膜下组织轻度肿胀及不同程度的轻度气道狭窄。②炎症慢性期浸润型主要表现为支气管、气管黏膜中重度肥厚，局部伴色素沉着及不同程度的中重度气道狭窄。急性型在气道黏膜病变处刷检或冲洗取样有较高的分枝杆菌检出率，活检组织可见支气管组织中以中心粒细胞、淋巴细胞等炎性细胞浸润为主，组织标本抗酸染色及分子病理学多有阳性发现，属结核病变早期气道组织学改变。炎症浸润型刷检或冲洗取样分枝杆菌检出率较低，但可检出 X-Pert 阳性，活检组织可见支气管组织中以单核细胞、淋巴细胞等炎性细胞浸润为主，组织标本抗酸染色及分子病理学可有阳性发现，属结核病变中晚期气道组织学改变。

Ⅱ型（溃疡坏死型）：病变以气道局部溃疡及坏死为主。主要表现为病变区域在充血、水肿及轻度肥厚的基础上，局部出现边缘不整、深浅不一的溃疡，溃疡表面常有灰白色干酪样坏死物覆盖，溃疡深度随病变轻重各异，轻者仅局限于黏膜层，重者可深达黏膜下层，并可导致气管、支气管软骨的破坏，病变区域触之易出血。此型在支气管黏膜溃疡处刷检或冲洗取样分枝杆菌检出率亦较高，属结核病变损伤的明显期。

Ⅲ型（肉芽增殖型）：病变以气道局部黏膜极度肥厚、肉芽组织增生为主。主要表现为气管、支气管黏膜的充血、水肿减轻，黏膜的溃疡面开始修复，病变明显处可见黏膜极度肥厚及肉芽组织增生，表面可见坏死物，增生肉芽组织将管腔部分阻塞。此时组织学改变处于结核病变损伤向修复期的过渡阶段，活检常可见到较典型的类上皮细胞、多核巨细胞及朗汉斯巨细胞，部分组织病理学仅提示肉芽肿性炎，但组织标本抗酸染色及分子病理学多有结核分枝杆菌阳性发现。

Ⅳ型（淋巴结瘘型）：病变以淋巴结瘘入气道为主。纵隔或肺门淋巴结结核破溃入气道形成支气管淋巴结瘘。破溃前期主要表现为局部气道因淋巴结肿大外压、侵袭导致的气道黏膜充血、水肿、粗糙、隆起及管腔狭窄；破溃期主要表现为淋巴结破溃入气道，局部溃疡形成，白色干酪样坏死物溢入气道管腔，瘘口周围组织充血水肿，此时的瘘口多为潜在瘘口；破溃后期主要表现为炎症消失，组织修复，瘘口肉芽肿形成，瘘口愈合闭塞，气道局部遗留有色素沉着。此型组织学改变、分枝杆菌病原学、病理学检出率基本同肉芽增殖型。

Ⅴ型（管壁瘘口型）：病变以气道管壁存在明显开放的瘘口为主。主要是溃疡坏死型进一步发展，病变侵及并突破黏膜下层及外膜层气道全层，形成气道－食道瘘、气道－胃瘘、气道－纵隔瘘、气道－胸膜瘘、气道－肺空腔瘘及气道－胆道瘘等；少部分为淋巴结瘘型进一步发展而致，纵隔或肺门淋巴结结核破溃入气道形成支气管淋巴结瘘，而修复期瘘口未能闭合，形成明显的气道瘘口。此型组织学改变、分枝杆菌病原学、病理学检出率基本同溃疡坏死型及淋巴结瘘型。瘘口气道局部多伴结核性坏死物、肉芽肿性炎，多合并普通菌或真菌感染，形成炎性管壁瘘；少部分瘘口局部炎性改变已消退，变为净化管壁瘘。

Ⅵ型（管壁软化型）：病变以气道可逆性狭窄、塌陷及反相运动为主。主要表现为受累的气道软骨环因破坏而缺失或断裂，因失去支撑结构导致气道管腔塌陷，并形成不同程度的狭窄阻塞，尤以吸气相及胸膜腔内压增高时明显，病变远端气道可能出现不同程度的支气管扩张。本型患者确诊时，结核病变多已稳定或痊愈，临床上可表现为反复非特异性感染，刷检或冲洗取样查分枝杆菌多为阴性，组织活检也多表现为慢性炎性改变，但分子病原学及分子病理学有时可有结核分枝杆菌阳性发现。

Ⅶ型（瘢痕狭窄型）：病变以气道内瘢痕形成、气道管腔纤维瘢痕性狭窄为主。主要表现为气道黏膜组织被增生的纤维组织所取代，局部形成纤维瘢痕，纤维组织增生及瘢痕挛缩导致所累及的气道管腔狭窄。此型病变结核趋于稳定或痊愈，刷检或冲洗取样查分枝杆菌多为阴性，组织活检多表现为慢性炎性改变，但分子病原学及分子病理学有时可有结核分枝杆菌阳性发现。

Ⅷ型（管腔闭塞型）：病变以气道内瘢痕形成及气道管腔闭塞为主。由瘢痕狭窄型演变而来，是气道严重瘢痕性狭窄并近端或远端气道管腔完全闭塞。主要表现为气道黏膜组织被增生的纤维组织所取代，形成纤维瘢痕，纤维组织增生及瘢痕挛缩导致所累及的近端或远端气道狭窄并闭塞。刷检或冲洗取样查分枝杆菌多为阴性，组织活检多表现为慢性炎性改变，但分子病原学及分子病理学有时可有结核分枝杆菌阳性发现。

Ⅸ型（反复回缩型）：气道反复瘢痕形成、回缩性再狭窄或闭塞为主。主要表现为瘢痕性狭窄的气道，经行反复多次球囊扩张术、气道管腔闭塞型经打通联合多次反复球囊扩张术，一度狭窄增宽的气道又反复回缩，形成气道回缩性再狭窄或闭塞。目前暂将短期内（每次间隔1～2周）连续反复行球囊导管扩张术（如瘢痕严重，扩张前可进行瘢痕热消融松解术）5次以上，气道又仍然反复回缩且回缩狭窄程度≥ 50%者，此型是建立在介入治疗前后基础上的疗效评估，故称之为"反复回缩型"。此型病变结核趋于稳定或痊愈，刷检或冲洗取样查分枝杆菌多为阴性，组织活检多表现为慢性炎性改变，但分子病原学及分子病理学有时可有结核分枝杆菌阳性发现。

气管支气管结核分型的目的是为便于统一诊断标准、便于临床交流及指导治疗措施选择。分型诊断主要是建立在行支气管镜检查时直接观察到的主要病理学表现，无须涵盖全部表现。随着疾病转归，再次复查支气管镜时，患者的分型诊断也可能发生改变。如气道黏膜开始表现为充血、水肿、坏死、溃疡、肥厚及肉芽组织增生等多种病理学表现，但此时支气管镜检查以肉芽组织阻塞气道为主，故命名为肉芽增殖型；随着疾病转归，上述肉芽增殖等炎症消退，代之以纤维组织并形成瘢痕性狭窄，此时应命名为瘢痕狭窄型；经气道球囊导管扩张术治疗，近端狭窄气道明显增宽并维持了稳定气道开放，此时远端气道黏膜仍有充血、水肿及坏死物存在且为主要病理学表现，应命名为炎症浸润型。肉芽增殖型与淋巴结瘘型鉴别有困难时，应参考影像学特征等加以区分。

依据支气管镜下直观到的气道局部病灶主要大体形态改变，可分为镜下活动期及镜下非活动期。镜下分期的内涵是分型的分类，简便易行，容易掌握，主要是为介入治疗措施及时合理选择提供重要参考依据。

镜下活动期：上述分型中Ⅰ型、Ⅱ型、Ⅲ型、Ⅳ型及部分Ⅴ型（炎性管壁瘘）为镜下活动期表现，气道病灶以渗出（充血、水肿等）、变性（溃疡、坏死等）及部分增殖（黏膜肥厚、肉芽肿及淋巴结瘘等）炎性表现为主。

镜下非活动期：Ⅵ型、Ⅶ型、Ⅷ型、Ⅸ型及部分Ⅴ型（净化管壁瘘）为镜下非活动期表现。气道病灶以增殖（纤维收缩、瘢痕形成、软骨断裂软化及钙化等）炎性后遗表现为主。

43. 气管支气管结核的介入治疗策略

临床上，在全身抗结核药物治疗的基础上，配合支气管镜下的气道内介入治疗，不仅可以提高气道结核的疗效，减少其所致的各种并发症和后遗症，最大限度地保全患者的肺功能，同时还能有效地解决一些传统药物治疗无法解决的问题，如气道纤维性狭窄、阻塞性肺不张等。

支气管镜介入治疗技术很多，有各自的特点、适应证、治疗价值及并发症等。

（1）药物治疗——抗结核药物局部注射

经支气管镜气道内给药分为病灶表面局部药物喷洒、病灶内抗结核药物注射，前者主要Ⅰ型、Ⅱ型，后者主要适用于Ⅱ型、Ⅲ型、Ⅳ型、Ⅴ型。经支气管镜气道内局部给予抗结核药物能使药物直接到达病灶区域而发挥作用，由于局部药物浓度高，能有效地起到杀菌、抑菌效果，加快痰菌转阴，促进病灶吸收等。常用的药物有异烟肼、左旋氧氟沙星和阿米卡星等。方法：在病变支气管部位将分泌物抽吸干净后注入异烟肼 0.1 g、硫酸阿米卡星 0.2 g，每周 2～3 次，共 8～10 次，治疗次数视局部情况而定。

（2）热烧灼治疗

热烧灼治疗主要包括：APC、微波、激光、高频电刀等技术。针对不同类型的病变，使用热烧灼的方法亦不同。

APC 常用于Ⅱ型、Ⅲ型、Ⅳ型、Ⅴ型、Ⅶ型、Ⅷ型结核，但烧灼深度不宜过深，否则术后易形成瘢痕狭窄。结核杆菌怕热不怕冷，APC 能杀死结核杆菌，使黏膜内的细菌很快转阴，易于溃疡愈合。国内多项研究证实，利用 APC 和冷冻联合对溃疡面进行修复，有明显的疗效。在临床症状与临床检查方面均有很大改善，咳嗽减轻，咳痰减少，痰中抗酸杆菌转阴率提高。喘息、气短症状好转。支气管镜检查发现，气道光滑、阻塞缓解、充血水肿减轻或消失，肺部听诊哮鸣音消失。APC 和冷冻联合治疗可以互相进行弥补，使得治疗更快、更好，同时明显减少出血等并发症。

电圈套器适于增殖性肉芽肿的摘除，但局部不宜用高频电刀反复烧灼，否则易复发。残根部可结合冻融，以减少复发。

电切针、电圈套器和激光可用于气道纤维性狭窄的松解及切除增生的肉芽组织，不宜用 APC 反复烧灼，否则会造成较大范围黏膜损伤和病变复发。激光还可用于气道软化部位的蚀刻，促进黏膜的硬化。

（3）冷冻治疗

冷冻技术可以分为冻融和冻切两种方式。将冷冻探头的金属部分放在病灶表面或内部持续冷冻 1～3 分钟，后解除冷冻，使组织自然解冻，这个过程称之为冻融，常用于溃疡、增生的肉芽组织和纤维性狭窄。冻切则为在冷冻未完全溶解前迅速回拉探头，"撕脱"切除病变组织，常用于溃疡面坏死物质的取出及肉芽肿的冻取。研究表明，经支气管镜冷冻治疗Ⅱ型、Ⅲ型、Ⅵ型、Ⅶ型、Ⅷ型和Ⅸ型气道结核，可使痰菌早期转阴，促进肺部病灶吸收，并可改善气道狭窄状态。对于支气管结核并中心气道完全闭锁，CT 平扫及支气管重建提示闭塞段气道较短、远端气道尚开放、末梢肺组织无明显损毁者，可尝试冷冻治疗打通闭锁，再结合球囊扩张术治疗。

临床实践证明，针对肉芽肿超过正常管径 1/2 的肉芽增殖型支气管结核，高频电凝联合冷冻消融治疗具有较好的有效性和安全性。

（4）球囊扩张术

经支气管镜球囊扩张术是将球囊放置于气道狭窄处，通过高压枪泵向球囊内注水使球囊扩张并持续高压状态，使气道产生向外的张力，从而使管腔扩大。其造成的气道壁出现的纵向细小裂口被纤维组织填充，进而使管腔持续扩张而达到治疗目的，主要用于Ⅵ型、Ⅶ型、Ⅷ型和Ⅸ型。

球囊扩张是治疗纤维性气道狭窄的最主要技术，治疗的优势是其治疗后无明显的狭窄段延长；狭窄复发时再狭窄的程度比热消融治疗后轻得多；有利于维持气道通畅。

球囊扩张是一种简单、容易操作的治疗，但需掌握一定的技巧：①对气管狭窄进行扩张，最好在全身麻醉下进行，局部麻醉下难以维持。②选择适当型号的球囊导管非常重要，避免过大或过小，包括长度和直径。③对于蹼样狭窄或沙漏样狭窄，单纯球囊扩张即可达治愈目的。对于形成时间较长、韧性很强的瘢痕，可先用针形电刀或进行切割以松解瘢痕，然后再行球囊扩张治疗，同时结合冷冻冻融，以延缓伤口愈合，减少瘢痕形成；必要时可行电切或硬质镜铲切将瘢痕切除，再辅以硅酮或金属覆膜沙漏支架置入，维持气道通畅。④球囊扩张时需循序渐进，勿操之过急。压力需缓慢增加，切不可骤增扩张压力，以防止出现较大的撕裂伤，甚至造成纵隔气肿、气胸、气管－胸膜瘘及气管－食管瘘等严重并发症。⑤支气管开口狭窄时，宜采用较短的球囊扩张，勿深入肺内，以免引起肺撕裂造成气胸或大出血。⑥对于气道完全闭锁、探针难以进入狭窄段或进入狭窄段较浅的患者，应在导航指导下尝试冷冻或热烧灼打通闭锁开口，再进行球囊扩张。

罗林紫等报道部分溃疡坏死型支气管结核患者应先采取经支气管镜下冷冻等介入治疗，使狭窄段支气管干酪样坏死物消失、溃疡愈合后，在未形成成熟瘢痕组织的临床好转期进行球囊扩张治疗，不仅能提高肺不张的复张率，还可降低 6 个月后再狭窄率，有较好的疗效及安全性。

（5）气道内支架置入术

支气管内支架治疗是利用支架的支撑作用重建气道壁的支撑结构，保持呼吸道通畅，主要用于Ⅵ型、Ⅶ型和Ⅸ型。但笔者经过多年的临床实践发现，气道结核患者对支架高度敏感，置入后易引起肉芽肿形成、支气管管壁瘘及支架疲劳断裂等并发症。

鉴于此，笔者提出气道结核患者置入支架需严格掌握的指征。

①瘢痕狭窄型狭窄通过球囊扩张成形术等联合治疗反复多次仍难以维持气道开放状态的患者（Ⅶ型），则腔内需置入支架。以硅酮支架或全覆膜金属支架为宜，切忌长期放置金属裸支架。放置 4～6 个月后需酌情取出，不宜久放，并需及时处理支架并发症。我国的指南中推荐金属支架取出时间为置入后 30 天内，最长不应超过 60 天。

周国武等研究发现良性气道狭窄患者（包括气道结核）暂时置入金属裸支架的并发症是轻微的，但发生率相对较高（26.5%），甚至中位支架置入期也只有 18 天。权衡临时放置金属支架的益处和风险，建议使用 2～4 周的支架置入期。结果表明，这种临时支架置入术不仅能带来满意的长期疗效，而且避免了金属支架引起的长期严重并发症。

②管壁软化者气道壁支撑结构永久性破坏或缺失，可先行激光蚀刻 2～3 次（两次间隔 3～4 周），并配合无创呼吸机辅助呼吸，观察 3～4 个月后仍无效者，气道内可置入硅酮或覆膜金属支架。事后择机将支架取出。

③活动期或远端已闭塞的气道，严禁放置任何形式的支架。

硅酮支架和金属支架哪种类型更好，目前尚无明确结论。

实际上，气道结核造成的管腔狭窄，视不同阶段、不同类型采取的方法不同。对于活动期类型，以全身抗结核治疗结合局部冷冻或黏膜下注射抗结核药为主。对于溃疡坏死和增生阶段的患者最好定期采取 APC、冷冻、抗结核药物注射、球囊扩张等联合应用，不要单纯行 APC，否则会加速气道狭窄的形成。对于腔内突出的肉芽肿或狭窄闭塞型气道结核，可先采取激光、电圈套器，然后对基底部进行冷冻治疗，大多数患者可取得比较好的治疗效果。待病变处于修复期后再决定是否需要置入内支架。置入的支架还是以可回收的覆膜支架或硅酮支架为宜，这样可大大减少支架置入后再狭窄的发生，待病情稳定后及时将支架取出。

参考文献

1. 丁卫民，唐神结，傅瑜. 重视气管支气管结核的综合规范治疗. 中华结核和呼吸杂志，2021，44（4）：288-291.

2. 丁卫民，张广宇，蔡青山，等. 呼吸内镜介入治疗在结核病中的应用 // 唐神结. 结核病临床诊治进展年度报告（2012）. 北京：人民卫生出版社，2013：98-108.

3. 中华医学会结核病学分会，《中华结核和呼吸杂志》编辑委员会. 气管支气管结核诊断和治疗指南（试行）. 中华结核和呼吸杂志，2012，35（8）：581-587.

4. 丁卫民，傅瑜. 关于气管支气管结核诊断和治疗指南（试行）几点补充说明. 中华结核和呼吸杂志，2013，36（2）：159-160.

5. 丁卫民，唐神结，傅瑜. 重视气管支气管结核早期正确分型分期诊断. 中华结核和呼吸杂志，2021，44（3）：167-169.

6. 王洪武. 中国支气管镜介入治疗现状及进展. 中国研究型医院，2020，7（4）：1-10.

7. 孙扬，王瑜玲，张书敏，等. 氩等离子体凝固联合冷冻对溃疡型气管支气管结核的疗效分析. 重庆医学，2017，46（9）：1253-1256.

8. 王志刚，刘媛媛. 经纤维支气管镜介入冷冻联合其他方法治疗气管支气管结核的疗效及不良反应分析. 中国防痨杂志，2019，41（5）：569-574.

9. 苏清炎，陈曲敏. 支气管镜下冷冻治疗支气管结核患者的临床效果. 医疗装备，2020，33（22）：11-13.

10. 秦林，郭洋，王文洁，等. 高频电凝联合冷冻消融治疗肉芽增殖型支气管结核的有效性及安全性. 临床肺科杂志，2018，23（11）：1950-1953.

11. 蒋德雄，王红军，张雪漫，等. 经支气管镜球囊扩张术治疗良性中心气道狭窄临床分析. 中华肺部疾病杂志（电子版），2020，13（5）：639-642.

12. 罗林紫，罗莉，卢志，等. 合并中心气道狭窄的溃疡坏死型支气管结核患者于临床好转期行球囊扩张治疗的疗效分析. 中华结核和呼吸杂志，2021，44（3）：237-242.

（王洪武　丁卫民）

单细胞转录组测序在呼吸系统
疾病中的应用

　　单细胞转录组测序（single cell RNA sequencing，scRNA-seq）是鉴定某组织中不同类型细胞转录组特征，从单细胞水平揭示生物生理过程、病理机制及药物干预机制的检测技术。scRNA-seq 在呼吸系统疾病中得到了广泛的应用。本文对 scRNA-seq 在肺癌、肺结节、哮喘、慢性阻塞性肺疾病等呼吸系统疾病中的相关研究做一概述，为呼吸系统疾病的深入研究奠定基础。

　　单细胞测序（single-cell sequencing，SCS）主要应用于 scRNA-seq、表观遗传测序及空间转录组测序等，可揭示细胞在不同阶段的功能和不同方面的特征。其中 scRNA-seq 是目前应用最广泛的单细胞测序方法，广泛使用 scRNA-seq 的平台是基于 Drop-seq 测序技术的 10X Genomics Chromium。scRNA-seq 是以单个细胞为单位，通过将组织或体液样本中的细胞群分离成单个细胞，进行全转录组扩增和高通量测序，获得相应数据并进行信息分析的技术，其操作过程主要包括单细胞的分离和提取、cDNA 合成、核酸扩增、测序和数据分析。与常规的全转录组测序（bulk RNA sequencing，bulk RNA-seq）不同，scRNA-seq 可以从单细胞水平研究转录特征，bulk RNA-seq 是生物组织样品在某个时间对应的所有 mRNA 转录情况，是样品或组织中所有细胞转录组表达量的平均值。scRNA-seq 以极高的分辨率提供了有关基因表达及其调控的全面信息，从而能够精准地描述细胞类型和状态，描绘了健康和疾病状态下单个细胞微生态的变化，为疾病新的诊断标志物及药物治疗靶点等奠定基础，为提高疾病的诊疗水平提供依据。

44. 单细胞转录组测序在肺癌中的应用

肺癌是一类异质性高的肿瘤，其异质性是治疗面临困难的重要原因，将 scRNA-seq 技术应用于肺癌研究，可以从单细胞水平的角度揭示肺癌细胞的异质性、肿瘤微环境、转移播散及治疗耐药等问题。

（1）肺癌细胞异质性

在肺癌细胞异质方面。Maynard 等从 30 例肺癌患者中获得 49 个临床活检标本，通过 scRNA-seq 检测肺癌细胞，发现经靶向治疗有效的肺癌患者其存活的癌细胞具有肺泡再生特征，表明治疗可诱导其向原始细胞状态的转变。Zhang 等也对肺鳞癌和肺腺癌进行 scRNA-seq，肺鳞癌的癌细胞主要是基底细胞表型，腺癌细胞则是以 2 型肺泡上皮细胞为主；此外，肺腺癌细胞 *EGFR* 基因扩增到达峰值，肺鳞癌细胞间质上皮转化因子（mesenchymal epithelial transition factor，MET）基因扩增出现峰值，显示了鳞癌和腺癌治疗靶点的差异。Wu 等对晚期肺鳞癌和肺腺癌进行 scRNA-seq，指出肺鳞癌的瘤内异质性最高，而肺腺癌无论是否为突变驱动，瘤内异质性变化不大；此外，肺鳞癌细胞也表现出较高的克隆性，在轨迹分析中发现 2 型肺泡上皮细胞和棒状细胞可分化为肺腺癌，而在鳞癌发生中，棒状细胞首先分化为基底细胞再分化为肺鳞癌细胞。

（2）肺癌细胞微环境

在肺癌的微环境方面，张泽民团队通过 scRNA-seq 技术等，描绘出与 NSCLC 相关的 T 淋巴细胞图谱，揭示了肺癌的浸润 $CD8^+T$ 细胞群体还包含两群与耗竭细胞可能存在状态转换关系的"耗竭前"细胞，发现"耗竭前"细胞相对于耗竭细胞的比例与肺腺癌患者的预后相关。Maynard 等发现靶向治疗有效的肺癌患者的肿瘤微环境出现 T 淋巴细胞活跃和巨噬细胞减少情况，而治疗后进展的患者以免疫细胞抑制状态为特征。Lavin 等利用 scRNA-seq 分析 18 个肺腺癌患者的血液、非受累肺和肿瘤组织以了解肿瘤免疫微环境，发现 *TREM2*、*CD81*、*MARCO*、*APOE* 等是肿瘤组织巨噬细胞的特征性基因。Lambrechts 等通过 scRNA-seq 技术共鉴定出肺鳞癌患者 52 个基质细胞亚群，如同质而不同类的肿瘤相关成纤维细胞、内皮细胞及免疫细胞，并发现肿瘤基质细胞基因表达的动态变化，如肿瘤内皮细胞下调免疫细胞归巢途径，肿瘤 $CD8^+T$ 细胞上调脂肪酸氧化途径。因此，肿瘤基质的独特特征可能成为肺鳞癌患者的新疗法的切入点。Lu 等使用 scRNA-seq 技术鉴定出磨玻璃结节腺癌（ground glass nodules adenocarcinoma，GGN-ADC）患者的 8 种细胞类型，包括肿瘤细胞、内皮细胞、T 细胞等，发现血管生成的信号通路下调，成纤维细胞表达胶原蛋白降低，免疫细胞更加活跃。故通过从单细胞层面对肺癌患者的癌细胞及其所处微环境的研究对于肺癌的诊治具有重要意义。Xing 等通过对 16 例亚实性结节和肺腺癌进行 scRNA-seq，结果显示细胞毒性 T 细胞和 NK 细胞的数量在亚实性结节肿瘤微环境中占主导；细胞毒性 $CD8^+T$ 细胞比例及细胞毒性 NK 细胞的数量，与正常组织相似，均高于进展期腺癌，而耗竭 $CD8^+T$ 细胞数量低于进展期腺癌。

（3）肺癌的侵袭及转移

在肿瘤的侵袭及转移方面，Kim 等使用 scRNA-seq 对 44 例患者的正常组织、早期癌或转移癌检测，确定了异常分化、主导转移的癌细胞亚型，正常的常驻骨髓细胞群逐渐被单核细胞衍生的巨噬细胞和树突状细胞取代，同时 T 细胞也被耗尽，创造了促进肿瘤发生及进展的微环境。Zhang 等将脑转移倾向的细胞系与小胶质细胞共培养，使用 scRNA-seq 发现，IL-6 是脑转移细胞（A549-F3）中的关键调节因子，通过激活 JAK2/STAT3 信号诱导抗炎型小胶质细胞，进而促进 A549-F3 细胞转移定植。在临床样本中，血清中 IL-6 水平较高的患者表现出较高的脑转移倾向。此外，来源于 TCGA 数据显示，与 IL-6 水平较高的患者相比，血清 IL-6 水平较低的非小细胞肺癌患者的总体生存时间更长。这些结果提示 IL-6/JAK2/STAT3 可能会是抑制肺癌脑转移的潜在靶点。

（4）肺癌治疗反应及耐药

在治疗反应和耐药性方面，Maynard 等指出对 EGFR 靶向药产生耐药性的 EGFR 突变的 NSCLC 患者，肺上皮细胞 WNT/β-catenin 信号通路显著上调，提示 EGFR 耐药可能与 WNT/β-catenin 信号通路相关。Min 等分析了从人肺腺癌患者异种移植的 34 个单细胞中获得的转录组数据，发现 E2F1 最有可能在单个肺腺癌细胞中介导 G64 模块表达的转录因子，G64 模块的高表达可能与肺腺癌患者的不良预后相关。Kim 等从 1 例肺腺癌患者的异种移植瘤中分离出 34 种患者来源的异种移植（patient-derived xenograft，PDX）细胞，使用 scRNA-seq 从存活的 PDX 细胞中鉴定出了与抗癌药物耐药性相关的候选肿瘤细胞亚群，根据激活

的 *KRAS* 突变和风险评分（risk scores，RS）的预后价值，表达 *KRAS* G12D 和高 RS 的 PDX 细胞可能是耐药的。

scRNA-seq 是鉴定独特的肿瘤细胞特异性基因表达谱的有力方法，可深入研究肺癌的癌细胞及其微环境，进而指导临床治疗和预防肿瘤复发等。

45. 单细胞转录组测序在哮喘中的应用

哮喘为异质性疾病，scRNA-seq 主要对肺组织、气道、淋巴结细胞进行研究及分群，揭示不同细胞群体及群体之间的相互作用在哮喘发病中的作用，来研究哮喘的发病机制及药物干预哮喘的疗效。

Radermecker 等利用 scRNA-seq 技术对来自载体对照、低剂量及高剂量 LPS 暴露合并屋尘螨（house dust mite，HDM）致敏和激发诱导的哮喘模型小鼠肺组织的中性粒细胞进行深入研究，发现在低剂量与高剂量 LPS 暴露诱导的炎症环境中，肺部中性粒细胞存在明显差异。Vieira Braga 等使用 scRNA-seq 技术绘制健康肺上、下气道与肺实质及哮喘下气道的细胞景观，发现哮喘患者的下气道中，黏液细胞增生表现为一种新的黏液纤毛细胞状态的杯状细胞增生，哮喘肺中存在致病性效应器 2 型辅助 T 细胞（T helper 2 cell，Th2），对细胞互用显示健康肺部的气道结构细胞交流转变为哮喘肺部以 Th2 为主的相互作用组。Th2 细胞在哮喘发病中具有重要作用，但是对哮喘病理进展中 Th2 细胞的转录谱特征仍不清楚。Tibbitt 等对 HDM 诱导的哮喘模型中纵隔淋巴结、肺组织和气道中 Th 细胞进行 scRNA-seq 研究，发现 CD4$^+$T 细胞扩增了 120 余倍。气道中出现大量 Foxp3$^+$Treg、Th1、Th2 和 Th17 细胞亚群，而肺组织和淋巴结中较少出现 Th 相关细胞亚群。

46. 单细胞转录组测序在慢性阻塞性肺疾病中的应用

慢性阻塞性肺疾病（chronic obstructive pulmonary disease, COPD）是一种常见的呼吸系统疾病，其特征是吸入有害刺激（如香烟烟雾）后出现不可逆的呼气气流受限。利用 scRNA-seq 技术可以鉴定疾病相关细胞新的细胞亚群及其表达的差异基因，重症疾病的相关基因探索，以及研究中医药治疗 COPD 的机制。

Watanabe 等使用 scRNA-seq 技术对 COPD 患者、非 COPD 吸烟者和从不吸烟者肺部上皮细胞进行了分析，发现从不吸烟者的上皮成分相对均匀，但吸烟者组在上皮细胞中表现出广泛的异质性，特别是在肺泡上皮 Ⅱ 型细胞（alveolar type Ⅱ cells，AT2）簇中。在 COPD 患者中，AT2 细胞增加了一个独特的亚群，并特异性表达 CXCL1、CXCL8 等一系列趋化因子，这为 COPD 发病机制的生物学和临床特征提供了一定的基础。对于重度 COPD，Li 等使用 scRNA-seq 技术发现 COPD 患者与健康人相比，检测后差异细胞群为：单核细胞、巨噬细胞及纤毛上皮细胞，确定了IGFBP5 和 QKI 是与严重 COPD 相关的纤毛上皮细胞基因。王小乐等通过基因表达汇编数据库下载 COPD 与正常人的单细胞转录组测序数据，挖掘两组患者免疫细胞亚群的差异基因，将六味补气胶囊化合物靶点映射差异基因，富集功能及信号通路，通过动物实验验证了六味补气胶囊可能通过靶向 COPD 患者肺组织中多种免疫细胞亚群发挥免疫调节作用。

47. 总结

将 scRNA-seq 检测融合到临床检验中可以更加高效地挖掘疾病潜在的治疗靶点及发现更多的个体生物标志物，有效地指导治疗决策和预测治疗效果，从而实现个体化的疾病诊疗。scRNA-seq 技术是一项的高通量、高分辨率测序技术，局限性在于只能检测活细胞样本、细胞数目要求高、费用较高，但是可以提高细胞捕获效率以减少细胞投入量，改进实验方法以适用于多种样本，研发分析方法以挖掘更多信息，甚至可以与单细胞多组学数据联合分析，多角度揭示疾病的生物学过程。

参考文献

1. MACOSKO E Z，BASU A，SATIJA R，et al.Highly parallel genome-wide

expression profiling of individual cells using nanoliter droplets.Cell，2015，161（5）：1202-1214.

2. MAYNARD A，MCCOACH C E，ROTOW J K，et al.Therapy-induced evolution of human lung cancer revealed by single-cell RNA sequencing.Cell，2020，182（5）：1232-1251.

3. ZHANG L，ZHANG Y M，WANG C D，et al.Integrated single-cell RNA sequencing analysis reveals distinct cellular and transcriptional modules associated with survival in lung cancer.Signal Transduct Target Ther，2022，7（1）：9.

4. WU F Y，FAN J，HE Y Y，et al.Single-cell profiling of tumor heterogeneity and the microenvironment in advanced non-small cell lung cancer.Nat Commun，2021，12（1）：2540.

5. GUO X Y，ZHANG Y Y，ZHENG L T，et al.Global characterization of T cells in non-small-cell lung cancer by single-cell sequencing.Nat Med，2018，24（7）：978-985.

6. LAVIN Y，KOBAYASHI S，LEADER A，et al.Innate Immune landscape in early lung adenocarcinoma by paired single-cell analyses.Cell，2017，169（4）：750-765.

7. LAMBRECHTS D，WAUTERS E，BOECKX B，et al.Phenotype molding of stromal cells in the lung tumor microenvironment.Nat Med，2018，24（8）：1277-1289.

8. LU T，YANG X D，SHI Y，et al.Single-cell transcriptome atlas of lung adeno-

carcinoma featured with ground glass nodules.Cell Discov, 2020, 6: 69.

9. XING X D, YANG F, HUANG Q, et al.Decoding the multicellular ecosystem of lung adenocarcinoma manifested as pulmonary subsolid nodules by single-cell RNA sequencing.Sci Adv, 2021, 7（5）: eabd9738.

10. KIM N, KIM H K, LEE K, et al.Single-cell RNA sequencing demonstrates the molecular and cellular reprogramming of metastatic lung adenocarcinoma.Nat Commun, 2020, 11（1）: 2285.

11. MIN J W, KIM W J, HAN J A, et al.Identification of distinct tumor subpopulations in lung adenocarcinoma via single-cell RNA-seq.PLoS One, 2015, 10（8）: e0135817.

12. KIM K T, LEE H W, LEE H O, et al.Single-cell mRNA sequencing identifies subclonal heterogeneity in anti-cancer drug responses of lung adenocarcinoma cells. Genome Biol, 2015, 16（1）: 127.

13. RADERMECKER C, SABATEL C, VANWINGE C, et al.Locally instructed CXCR4hi neutrophils trigger environment-driven allergic asthma through the release of neutrophil extracellular traps.Nat Immunol, 2019, 20（11）: 1444-1455.

14. VIEIRA BRAGA F A, KAR G, BERG M, et al.A cellular census of human lungs identifies novel cell states in health and in asthma.Nat Med, 2019, 25（7）: 1153-1163.

15. TIBBITT C A, STARK J M, MARTENS L, et al.Single-cell RNA sequencing of the t helper cell response to house dust mites defines a distinct gene expression

signature in airway Th2 cells.Immunity，2019，51（1）：169-184.

16. BROWN D W.Smoking prevalence among US veterans.J Gen Intern Med，2010，25（2）：147-149.

17. WATANABE N，FUJITA Y，NAKAYAMA J，et al.Anomalous epithelial variations and ectopic inflammatory response in chronic obstructive pulmonary disease. Am J Respir Cell Mol Biol，2022，67（6）：708-719.

18. LI X Y，NOELL G，TABIB T，et al.Single cell RNA sequencing identifies IGFBP5 and QKI as ciliated epithelial cell genes associated with severe COPD.Respir Res，2021，22（1）：100.

19. 王小乐，朱洁，高雅婷，等．COPD 患者免疫细胞亚群特征及六味补气胶囊干预的分子机制．南方医科大学学报，2021，41（10）：1492-1500.

（李红丽　王洪武）

基于"络病学说"探讨中医药治疗肺癌的研究

　　络病学说是研究络病发生发展及诊断治疗规律的应用理论体系，它不属于独立疾病，是以络脉阻滞为特征的一类病症，是广泛存在于多种内伤疑难杂病和外感重症中的病理状态。络脉具有支横别出，逐级细分，呈网状分布的特点，有络分阴阳、循行表里的独特生理结构。其气血循行常行缓弥散、末端连通、津血互换。络病的病因较多，如外邪袭络、久病入络、跌扑金刃等。根据络脉的分布及生理特点，无论新感之六淫，还是久羁之邪，都易伤及络脉，且致病具有易滞易瘀、易入难出、易积成形的特质，与恶性肿瘤的气滞、痰阻、血瘀、毒蕴的病机相似。络病实质为"不通"，其治疗原则为"络以通为用"，治法为扶正祛邪通络。临床及基础研究发现，络病与肺癌的发生、发展及转移等密切相关。笔者将通过对"络病学说"的认识，探讨中医药论治肺癌的相关文献，归纳总结，启发临床应用。

48. 从"络病学说"阐述肺癌的形成

肺癌多归属于中医"积聚""癥积""癌瘤"等范畴，属于典型的络脉病变。如《灵枢·百病始生》云："留而不去，传舍于经……稽留不去，息而成积，或著孙脉，或著络脉"；《灵枢·九针》云："四时八风之客于经络之中，为瘤病者也"；《素问·举痛论》曰："寒气客于小肠膜原之间，络血之中……故宿昔而成积矣"。古今医家认为肺癌的形成与"络病"具有密切联系，病位与肺络相关，脏腑涉及肺脾肾肝等，病性为本虚标实，主要病因病机为素体虚弱或邪气伤正，正气亏虚，尤其是肺之气阴不足，肺络亏虚，邪气蕴肺，痰瘀毒互结，而成癌毒，肺络受阻，日久则正气更虚，形成恶性循环，脏腑机能衰败而殁。

（1）正气不足，肺络空虚

古医家认为正气亏虚是肺癌的发病之本。如《黄帝内经》记载："邪之所凑，其气必虚""壮人无积，虚人有之"；《景岳全书》云："凡脾肾不足及虚弱失调之人，多有积聚之病，盖脾虚则中焦不运，肾虚则下焦不化，正气不行，则邪滞得以居之"；《诸病源候论》云："积聚者，由阴阳不和，脏腑虚弱，受于风邪，搏于脏腑之气所为也"；《医宗必读》指出："积聚之成也，正气不足，而后邪气踞之"。从上述医籍中可见，正气亏虚是"积聚""癥积""癌瘤"发病的根本，且涉及脏腑为肺脾肾，正气不足，络气虚滞，最终成积。

肺居高位，喜润恶燥，外合皮毛，开窍于鼻，易受邪侵，为娇脏，具有易耗易虚的特性，且脾肾等脏腑亏虚也易导致肺之气阴不足，故肺络亏虚，加之邪气侵袭，易形成肺积，肺癌的高发病率可能与此相关。现代医家亦多认为肺癌的发病以正气亏虚为本，多体现气阴两虚，病变脏腑涉及肺脾肾肝等。朱良春认为，肺癌是一种"全身属虚，局部属实的疾病"，以气虚、阴虚多见，实邪痰瘀毒邪阻滞肺络；邱幸凡则认为，肺气阴两虚贯穿肺癌始终；蒋益兰等认为，肺癌晚期病机以阴虚和气阴两虚为本，脏腑涉及肺脾肾；李斯文认为，阴津亏虚是非小细胞肺癌（non-small cell lung cancer,NSCLC）发病的根本，贯穿疾病的始终，阴伤及气，导致气虚或气阴两虚，其中阴虚为肺阴虚和肾阴虚，气虚为肺气虚和脾气虚。

（2）痰瘀毒结，阻于肺络

邪居肺络为肺癌发病的重要病机。如《素问·缪刺论篇第六十三》记载："令邪客于皮毛，入舍于孙络，留而不去，闭塞不通，不得入于经，流溢于大络，而生奇病也"；《黄帝内经素问释译》认为，奇病就是"异于寻常的疾病"。病邪侵袭，络脉损伤，久成积聚癥瘕，肿瘤属于奇病之一；又如宋康等认为，邪毒是肺癌发生的主要因素，客于肺络，壅聚不散，久积成癌。

肺癌发病以邪实阻络为标，此邪实主要涉及痰浊、血瘀、气滞、热邪、癌毒等。如《杂病源流犀烛》中说："邪积胸中，阻塞气道，气不得通，为痰……为血，皆邪正相搏，邪既胜正不得制之，遂结成形而有块"；《丹溪心法》云："凡人身上中下有块者，多是痰……痰挟瘀血，遂成窠囊"；《疡科心得集》也指出："癌瘤者，非阴阳正气所结肿，乃五脏瘀血浊气痰滞而成"。现代研究对络病的认识亦支持此类观点。如朱良春认为，肺癌邪实属痰瘀毒邪阻滞肺络；邱幸凡认为，肺癌异于一般疾病，为多种致病因素聚积体内，阻滞肺络，日久所化，形成恶性的、嗜掠人体精血的特殊毒邪；刘创等认为，络病对应于现代医学，体现在肺组织细胞因子网络失衡、信号传导通路失调（肺之气络损伤）、肺血管内皮损伤（肺血络损伤）及血小板激活而凝血亢进（瘀）等方面。

49. 肺癌的中医药治疗

肺癌病机为正虚、痰瘀毒邪阻滞肺络，"络以通为用"是络病的治疗原则。叶天士提出："医不明治络之法，则愈治愈穷"，"络以辛为泄"，"酸苦甘腻不能入络"，指出了辛味药具有疏通络脉的作用；《本草便读》说："凡藤类之属，皆可通经入络"，取类比象藤类药物可通络散结；虫类通络药性善走窜，剔邪搜络，可化瘀、搜风通络；络虚通补常用于络病日久，脏腑失养，故荣养络脉。现代医家吴以岭院士认为，在审因论治以祛除病因的同时，加用通络药物如辛味通络、虫药通络、藤药通络、荣养络脉等常会增强疗效，故治疗肺癌以扶正祛邪通络，或重于扶正，或重于祛邪。可予补益气阴、补肾健脾等以补虚通络，予祛痰化瘀、清热解毒、散结通络等以祛邪通络，同时，可辨证使用通络药物。

（1）补虚通络

肺癌主要为气阴两虚，治法为补气益阴。叶天士认为："大凡络病，通补最宜"。如朱良春常用黄芪、麦冬等益气养阴之品。临床研究发现，益气养阴、解毒通络联合或不联合化疗治疗晚期 NSCLC 患者，均可降低血管内皮生长因子（VEGF）水平，提高白细胞介素 2 水平（IL-2），下调可溶性白细胞介素 2 受体（sIL-2）水平，提高 T 细胞总数以控制肿瘤的生长和转移，改善患者症状，提高生存质量，还可降低化疗的不良反应，且联合化疗还可降低肺癌组织中趋化因子受体 CCR7 和 CXCR4 的表达。然回顾性研究发现，益气养阴的益气通络解毒方联合化疗虽可提高患者生活质量，但不能明显延长患者总生存期。基础实验发现，益气通络方可能是通过上调凋亡相关蛋白 Caspase-3 增强靶向药抑制肺癌细胞的增殖，下调 VEGF 以抑制血管生成，以发挥抗肿瘤作用。郑红刚等通过小鼠实验发现，有益气养阴化瘀解毒的肺瘤平膏，可通过调节免疫功能、抑制肿瘤血管生成等，以抑制肿瘤生长及转移，研究初步表明，扶正方与解毒通络法的联合应用，调节细胞免疫和抗血管生成作用更佳。

部分医家认为，脾肾两亏、络气虚滞为其发病之本，络息成积为病机关键，治宜健脾补肾、散结通络、解毒抗癌。如贾振华等创制养正消积胶囊可减轻放化疗不良反应，改善免疫功能，提高生存质量，延长生存期。朱良春注重补益气阴时，重视补益脾肾，常用香砂六君汤、仙灵脾、蜂房、巴戟天、生地黄、天冬、女贞子等方药，以防止长期使用清热解毒、活血化瘀、攻坚消癥之品，导致脾阳不振，肺病日久及肾，"百病不治，求之于肾"。

（2）祛邪通络

①化痰祛瘀，散结通络

现代医家多认为肺癌邪实为痰瘀毒。研究发现，晚期 NSCLC 患者的西医对症治疗联合益气化痰祛瘀通络较单纯西医治疗，可提高生活质量。有研究发现，益气活血祛痰通络法联合化疗、放疗、靶向治疗，可改善患者症状、提高患者的生活质量，可减少化疗引起的不良反应。王明发现，祛瘀通络的养金活络饮联合放疗还可以降低 NSCLC 患者 CEA、CYFRA21-1、血小板和 D- 二聚体水平。基础实验发现，祛痰化瘀通络为主的方药可通过抑制肿瘤血管生成、恢复免疫、促进癌细胞凋亡等发挥抗肿瘤效果及提高生活质量。如毛维等发现，化瘀通络方可拮抗被肺癌微环境抑制生长发育的树突状细胞，其机制可能与激活 Wnt/ β -catenin 信号通路有关。在细胞实验中证实，在常氧、乏氧状态下，通络活血虫类药（全蝎、蜈蚣、守宫）均可降低 VEGF、TGF-β1 和 bFGF 的水平，发挥抗肿瘤作用。朱良春在扶正基础上，常用贝母、牡蛎、莪术、蜈蚣、全蝎等以化痰软坚、活血化瘀通络。黄亮等通过对熊继柏治疗肺癌的医案进行分析，发现其用小陷胸汤加浙贝母，止嗽散加用桑白皮、乳香、没药，以清肺化痰、止咳平喘、行气活血。

②解毒通络

一些医家认为，热毒贯穿肺癌始终。如宋康以肺气失调、热毒停络立论，认为清热解毒类药物的抗癌效果最强，对于热毒阻肺证患者，以清肺解毒汤合消瘰丸、泻白散为基础方。朴炳奎教授认为，早期原发性肺癌多以热毒壅肺、痰瘀阻络为主要病机特点，病程较短，治以清热解毒、化痰通络，常用药物为白花蛇舌草、半夏、贝母等。熊继柏多喜用"白花蛇舌草"以清热解毒抗癌。研究发现，解毒通络兼益气或养阴方药联合靶向药治疗，可改善患者症状，提高患者生活质量，降低西药不良反应，兼以益气的方药联合靶向药，可延长无进展生存期，降低复发和转移。此外，张霆发现，解毒疏络法联合放疗可减轻放疗引起的免疫损伤及其他不良反应，改善生活质量。基础研究发现，清肺解毒通络法可诱导癌细胞凋亡。倪娅研究发现，补肺通络解毒方具有降低小鼠 Lewis 肺癌微血管密度的作用，低剂量可改善血凝状态，高剂量可提高 p53 蛋白及抑制 c-myc 蛋白表达。龚婕宁等发现，清肺通络方含药血清能引起 A549 细胞周期阻滞，并诱导其凋亡，通过影响自噬相关信号通路 mTOR、PI-3K 发挥抗肿瘤作用。

50. 肺络可能为肺癌转移的通道

一些医家认为，肺转移通道是人体的络脉，转移部位多是脏气亏损的脏腑组织。如《灵枢·百病始生》所述："留而不去，传舍于胃肠之外，募原之间，留着于脉，稽留而不去，息而成积。或著孙脉，或著络脉，或著经脉，或著输脉……邪气淫，不可胜论。"此外，有医家认为，癌毒随络脉转移，转移部位受多种因素的影响，如脏腑亏虚、邪气等。如《杂病源流犀烛》所云："痰之为物，流动不测，故其为害，上至巅顶，下至涌泉，随气升降，周身内外皆到，五脏六腑具有"。朱良春、徐振晔认为，肺癌骨转移为肾之精气不足，癌毒侵袭所致。何伟认为，脑转移核心病机为肝体用失和，风毒冲逆脑窍髓络。若肺气亏虚，五脏之毒亦可通过经络传舍于肺，混处肺络，留而成积，导致肺癌的发生。如《医门法律》云："风寒六淫外邪，无形易入，络脉不能禁止，而盛则入于经矣。若营气自内所生诸病，为血为气，为痰饮，为积聚，种种有形，势不能出于络外，故经盛入络，络盛返经，留连不已"。

51. 肺癌转移后的中医药治疗

肺癌常见脑、骨、肾上腺、胸膜、肝等部位的转移，病机为正气亏虚，癌毒炽盛，络脉痹阻，大多属本虚标实，治则为扶正通络解毒，扶正是根本，消除常毒以绝癌毒化生之源，涤除癌毒以绝肿瘤转移之根，通络消瘤以除肿瘤之体，虫类搜剔以除肿瘤转移之根。

医家多认为肺癌骨转移是肾虚络阻所致。如朱良春认为其骨质侵蚀破坏，根据"肾主骨"，在化痰活血、解毒散结、虫类药的基础上，加用骨碎补、补骨脂、续断等以补肾蠲痹通络，制南星透骨走络、涤痰化瘀。章永红认为肺癌骨转移病位在肺、骨，久及脾肾，肺脾肾同治，补肾为本，治以金匮肾气丸加减，并注重养血通络，善用守宫、全蝎、九香虫搜剔癌毒，兼以扶正。徐振晔认为肺癌骨转移多因肺肾两亏、络虚不荣所致，常用生地黄、沙参、山茱萸、黄精及紫河车、龟甲、鹿角胶等补肾填精，佐以通络解毒。杨鹭发现散结通络颗粒还可抑制肿瘤骨转移病灶的发展，提高患者免疫功能，减少镇痛药物用量。王庆颖发现使用唑来膦酸联合益肾通络方较单纯使用唑来膦酸治疗肾虚痰瘀证的肺癌骨转移，可缓解疼痛，提高生活质量。

对于肺癌脑转移患者，项莲莲、胡洋等认为，其病机为痰瘀互结、阻滞脑络，治以散结通络，研究发现，散结解毒、活血通络的散结通络方联合放疗，可显著抑制患者脑转移的生长，增强放疗效果，减轻不良反应，延长无进展生存期，改善免疫功能。徐振晔认为，主要病机是气虚血瘀，常用补阳还五汤加减以益气祛瘀通络。

52. 展望

肺癌发生率、死亡率较高，近年来随着靶向、免疫、微创等治疗手段的进步，患者生存期明显延长，但随之而来的是不良反应及经济负担突出。吴以岭认为"络病学说"与现代医学的神经内分泌免疫网络、循环系统相类似。熊露等认为，肺络包括肺血液、淋巴循环、气体交换系统及间质免疫系统。基于"络病学说"研究肺癌及肺癌转移的发生发展及其诊疗具有广阔的前景。目前基于"络病学说"运用中医药防治肺癌及肺癌转移的相关研究，建议对不同分期、分型的肺癌进行随机、多中心、大样本临床研究，可联合临床常用药物或非药物肺癌治疗方法；基础研究应随着肺癌病理机制的进展，如 miR-145 通过 mTOR 途径促进 NSCLC A549 细胞凋亡，抑制其增殖活性、迁移能力及侵袭能力等，结合目前先进技术深入挖掘中医药治疗肺癌的内在机制，并依据络脉自身病变、病机变化做有针对性地辨治，进一步探索肺癌的络病实质，探索在中医"络病学说"的指导下，中医药治疗肺癌的可能机制，以期为络病学说及相关方药在治疗肺癌的临床运用中提供依据。

参考文献

1. 刘宗超，李哲轩，张阳，等. 2020 全球癌症统计报告解读. 肿瘤综合治疗电子杂志，2021，7（2）：1-14.

2. 中华医学会肿瘤学分会，中华医学会杂志社．中华医学会肺癌临床诊疗指南（2021 版）．中华肿瘤杂志，2021，43（6）：591-621.

3. 吴以岭．络病学．北京：中国科学技术出版社．2004：3，65.

4. 雷燕，黄启福，王永炎．论瘀毒阻络是络病形成的病理基础．北京中医药大学学报，1999（2）：9-12.

5. 谢忠礼，韦大文．从《临证指南医案》探讨叶天士络病学说的主要思想．河南中医学院学报，2006（1）：15-17.

6. 吴以岭．络病病因探析．疑难病杂志，2004（4）：215-217.

7. 贾振华，魏聪，李红蓉，等．肺络病变证治研究．南京中医药大学学报，2019，35（5）：484-490.

8. 吴以岭．络病学说体系构建及其学科价值 // 第十一届国际络病学大会论文集．2015：41-46.

9. 贺用和．恶性肿瘤络病论．北京中医药大学学报，2005，28（5）：75-77.

10. 郑红刚，花宝金，朴炳奎．朴炳奎辨证治疗肺癌的学术思想．北京中医，2007（5）：273-275.

11. 王芬．络病在肺癌发生中的作用的思考 // 第三届国际中医、中西医结合肿瘤学术交流大会暨第十二届全国中西医结合肿瘤学术大会论文集．2010：504-505.

12. 袁国强，贾振华，吴以岭．从络病学说论治恶性肿瘤 // 络病学基础与临床研究，2011：201-203.

13. 朱金凤．朱良春治疗肺系难治病的理论与经验述要．中国中医基础医学杂志，2015，21（1）：59-60.

14. 刘西强，顾冬梅，沙滨，等. 朱良春治疗肿瘤扶正思想探析. 中国中医基础医学杂志，2016，22（5）：612-613.

15. 张翀. 邱幸凡教授治疗肺癌的经验. 世界中西医结合杂志，2010，5（10）：839-840.

16. 张翀. 扶正通络解毒法防治肿瘤转移理论及实验研究. 湖北中医药大学，2011.

17. 石颖. 李斯文教授学术思想与临床经验总结及对非小细胞肺癌证治规律的研究. 成都：成都中医药大学，2015.

18. 张宁静，蒋益兰. 蒋益兰维持治疗晚期非小细胞肺癌经验. 中医药导报，2020，26（8）：97-100.

19. 杨巧慧. 基于络病学说探讨 VEGF、MVD、LVD 与子宫内膜癌的相关性的研究. 北京：北京中医药大学，2013.

20. 潘俊杰，张佳颖，杨宏宽，等. 宋康教授从畅宣肺络论治肺癌的临证经验. 浙江中医药大学学报，2017，41（9）：715-718，723.

21. 刘创，庞立健，吕晓东. 特发性肺纤维化"肺虚络瘀"病机发微. 上海中医药杂志，2014，48（3）：22-24.

22. 张霆. 从络脉论治肺癌探讨. 福建中医药，2007（1）：48-49.

23. 史志刚，姜文清，渠会莹. 从络病学说探讨肺癌的防治. 中外健康文摘，2011，8（35）：63-64.

24. 赵智强，李嘉. 略论周仲瑛教授的"癌毒"学说及其临床运用. 新中医，

1998（10）：7-9.

25. 吴以岭. 络病治疗原则与通络药物. 疑难病杂志，2005（4）：213-215.

26. 刘嘉湘，牛红梅. 益气养阴解毒方对肺癌患者血清血管内皮生长因子及免疫功能的影响. 中医杂志，2006（3）：190-192.

27. 于丽娜，胥科辉，王莉，等. 益气养阴通络法联合化疗治疗晚期非小细胞肺癌31例临床观察. 湖南中医杂志，2016，32（10）：54-56.

28. 吴涛，朱玲，艾兰·塔拉干，等. 补肺通络解毒汤联合培美曲塞治疗肺癌的效果及对患者趋化因子受体的影响. 现代生物医学进展，2019，19（24）：4686-4689；4747.

29. 夏凡. 益气通络解毒方联合化疗药治疗60例晚期非小细胞肺癌患者的回顾性分析. 合肥：安徽中医药大学，2016.

30. 马峰. 益气通络解毒方联合吉非替尼对肺癌H1975细胞及BALB/c裸鼠移植瘤影响和机制的研究. 合肥：安徽医科大学，2014.

31. 郑红刚，熊露，朴炳奎，等. 肺瘤平膏及其拆方对Lewis肺癌移植瘤的抑瘤作用及对S-100蛋白和VEGF表达的影响. 中国中医基础医学杂志，2007（5）：370-372.

32. 郑红刚，朴炳奎，林洪生，等. 中药复方肺瘤平膏对树突状细胞功能影响的拆方研究. 北京中医药大学学报，2007（8）：525-528，549，577.

33. 贾振华，魏聪，吴以岭. 应用络病学说论治恶性肿瘤//第十届国际络病学大会论文集.2014：153-155.

34. 郑展. 徐振晔治疗肺癌骨转移经验. 中医杂志，2007（1）：24-25.

35. 黄亮. 国医大师熊继柏诊治肺癌临床经验挖掘研究. 长沙：湖南中医药大学，2020.

36. 张红，陈州华. 益气活血化痰通络法治疗晚期非小细胞肺癌临床观察. 中国中医急症，2009，18（10）：1587-1588；1597.

37. 赵桂侠，周素芳. 益气活血通络汤联合化疗对中晚期非小细胞肺癌生存质量影响随机平行对照研究. 实用中医内科杂志，2012，26（10）：34-36.

38. 陈信庭，洪水强，赵崇瑜. 厄洛替尼（特罗凯）结合益气活血化痰通络法治疗晚期非小细胞肺癌临床研究. 亚太传统医药，2014，10（14）：95-96.

39. 王明. 养金活络饮联合放疗治疗瘀血阻络型非小细胞肺癌的临床疗效观察. 哈尔滨：黑龙江中医药大学，2013.

40. QI Q，HOU Y，LI A，et al. Yifei tongluo，a Chinese herbal formula，suppresses tumor growth and metastasis and exerts immunomodulatory effect in lewis lung carcinoma mice. Molecules，2019，24（4）：731.

41. 毛维，王瑞，华莎，等. 化瘀通络方对肺癌微环境树突状细胞的影响及其相关机制. 实用肿瘤杂志，2019，34（5）：410-416.

42. 倪娅. 补肺通络解毒法对肺癌治疗作用及机理的实验研究. 武汉：湖北中医学院，2008.

43. 朱寒阳. 补肺通络解毒法对小鼠 Lewis 肺癌 P53 和 C-myc 蛋白分子表达的影响. 武汉：湖北中医药大学，2011.

44. 李道睿，王苗苗，于明薇，等. 通络活血虫类药对乏氧环境下肺癌血管生成相关细胞因子的影响. 中国中医药信息杂志，2017，24（9）：39-42.

45. 张慧敏. 益气通络解毒方联合 EGFR-TKI 靶向治疗非小细胞肺癌的临床研究. 合肥：安徽中医药大学，2014.

46. 梁继珍，易基群. 非小细胞肺癌患者应用益气通络解毒方配合 EGFR-TKI 靶向治疗的疗效及对患者生存质量的影响. 吉林医学，2017，38（12）：2288-2290.

47. 范鹏. 养阴清热、解毒通络法联合吉非替尼治疗晚期非小细胞肺癌 EGFR 突变的临床研究. 成都：成都中医药大学，2020.

48. 张霆. 解毒疏络法结合放疗治疗肺癌临床研究. 山东中医杂志，2010，29（4）：245-247.

49. 张霆. 解毒疏络法对肺癌放疗免疫功能影响的临床研究. 辽宁中医杂志，2009，36（1）：83-85.

50. 龚婕宁，辛丽丽，姜淼，等. 清肺通络方对肺腺癌 A549 细胞凋亡及自噬相关信号通路的影响 // 第十一届国际络病学大会论文集. 2015：191-194.

51. 熊露，郑红刚. 肺癌之络病观. 中国中医基础医学杂志，2007，13（2）：86-90.

52. 陈惠，龚婕宁，渠景连. 以中医络病学说试论恶性肿瘤发病及其转移的病机证治. 广州中医药大学学报，2014，31（6）：1012-1015.

53. 何伟. 从"风毒入络"论中晚期肺癌远端转移病机. 北京中医药大学学报，2018，41（7）：542-546.

54. 熊露，田少霞. 肺癌络病的现代生物学机制研究. 中国中医基础医学杂志，2010，16（9）：827-828，831.

55. 王庆颖. 章永红治疗肺癌骨转移经验. 山东中医杂志，2014，33（5）：399-400.

56. 王庆颖. 益肾通络方联合唑来膦酸治疗肺癌骨转移的临床研究. 南京：南京中医药大学，2014.

57. 杨鹭. 中药散结通络颗粒治疗肿瘤骨转移的随机对照临床研究. 上海：上海中医药大学，2019.

58. 项莲莲，李炜，张炜，等. 散结通络方联合放疗治疗肺癌脑转移临床观察. 上海中医药杂志，2015，49（9）：37-39.

59. 胡洋. 散结通络方治疗肺癌脑转移的临床疗效观察. 中华肿瘤防治杂志，2019，26（S1）：51-52.

60. 邓海滨. 徐振晔善用补阳还五汤加减治疗肺癌脑转移经验. 中医杂志，2003（8）：577-579.

61. 吴以岭. 脉络学说构建及其指导血管病变防治研究. 中国中西医结合杂志，2017，37（2）：147-148.

62. 李柱，吴烜，彭小丹，等. miR-145 通过 mTOR 途径调控 NSCLC A549 细胞生物学特性. 中南医学科学杂志，2022，50（2）：179-183.

（李红丽　王洪武　李龙朝）

"窠囊学说"在肺结节治疗中的应用

肺结节是指直径≤3 cm 的局灶性、密度增高的实性或亚实性肺部阴影，可孤立或多发，不伴肺不张、肺门淋巴结肿大和胸腔积液。随着公众体检意识逐渐增强，以及低剂量 CT 的普及应用，肺结节检出率明显上升。2020 年新冠病毒感染疫情暴发，基于防疫要求的胸部 CT 使用率陡增，筛查出大量肺结节患者。据报道，首都医科大学宣武医院在 2020 年 2 月至 2021 年 1 月共行 39 628 例防疫胸部 CT，其中 23 368 例为肺结节患者，检出率为 58.9%。由于肺结节的性质不能即时明确，且有恶变可能，出于对恶变为肺癌的恐惧，肺结节患者往往有极大的心理压力。单次影像学检查对判断肺结节性质及确定治疗方案的价值有限，定期随访观察是患者得到的主要建议。笔者认为，在随访期间进行中医干预，可能是稳定或逆转肺结节、缓解患者焦虑状态的有效方法。

本文拟从"窠囊学说"切入，对肺结节的病机及治疗进行探讨，以期拓宽中医药对肺结节的认识。

53. "窠囊学说"的内涵及源流

"窠，读 kē"，孔穴，意为鸟类在穴中的窝；"囊"，袋子，意为装藏物品的东西。所以窠囊可以理解为是像巢穴一样可供栖息、像袋子一样可纳器物的存在。朱丹溪在宋代医家许叔微"湿痰、痰饮成癖囊"（《普济本事方·风痰停饮痰癖咳嗽》）的基础上总结创新，提出"痰夹瘀血，遂成窠囊"（《丹溪心法·痰》），对后世影响深远，经明清医家地不断补充与完善，形成理论较为完备的"窠囊学说"。所论"窠囊"，是指气病日久不愈，痰瘀内生，胶结隐匿于机体深处的病理产物，具有病势缠绵、症状复杂多变、不易清除的临床特点，治疗上注重调畅气机、化痰活血。

痰瘀互结是窠囊形成的基础，其本质在于气血津液运行失常。津血同源，同为人体内的液态营养物质，有濡养和滋润的作用，两者相互补充，相互转化。气是津血生成和运行的动力，三者相辅而行。痰饮、瘀血分别是津液、血液代谢失常产生的病理产物，两者可分别由气虚、气滞而成，亦可藉"气不往来"互为因果。《局方发挥》曰："夫气之初病也，其端甚微，或因些少饮食不谨，或外冒风雨寒暑，或内感七情，或食味过厚，偏助阳气，积成膈热，或资禀素实，表实无汗，或性急易怒，阴火炎上，以致津液不行，清浊相干……自气成积，自积成痰……良工未遇，谬药又行，痰挟瘀血，遂成窠囊。"可见窠囊的形成是一个缓慢进展的病理过程，由于饮食不节、外感六淫、内伤七情等因素的影响，导致火热内生，气机失调，津液运行失常，凝聚为痰，若失治误治，瘀血内生，痰瘀互结，形成窠囊。

痰瘀互结理论最早可追溯于《黄帝内经》，《灵枢·百病始生》曰："汁沫与血相搏……气上逆则六输不通，湿气不行，凝血蕴里而不散，津液涩渗，着而不去，而积皆成矣。"虽无痰、瘀之名，但在积病的形成中，可见痰瘀互结的描述。东汉张仲景明确提出了痰饮、瘀血之名，并以痰瘀同治立法，如胸痹之瓜蒌薤白半夏汤、疟母之鳖甲煎丸等。隋代医家巢元方《诸病源候论·痰饮诸病》曰："诸痰者，此由血脉壅塞，饮水结聚不消散，故成痰也。"首次提出瘀可致痰，导致痰瘀同病。唐代医家孙思邈千金苇茎汤、王焘款冬花散也是痰瘀同治的代表方剂。宋代许叔微由切身诊治经历提出"癖囊"说，为朱丹溪提出痰瘀互结"窠囊学说"奠定了基础。朱丹溪《丹溪心法·积聚痞块五十四》曰："气不能作块成聚，块乃有形之物，痰与食积、死血而成也。"认为痰瘀互结是积聚的重要病机。朱丹溪私淑弟子虞抟认为，阴阳相滞是痰瘀互结的重要原因，阳滞于阴，因瘀生痰，阴滞于阳，因痰生瘀。明代医家罗赤诚根据病变先后顺序将痰瘀互结分为瘀血挟痰与痰挟瘀血。清代医家何梦瑶《医碥》曰:"有形之积,阻碍正气,故痛也。而亦有不痛者,日久则正气另辟行径,不复与邪相争,或邪另结窠囊,不碍气血隧道之故。此为难治,以药不易到也。"认为若痰积、血积与邪气结为窠囊,药力难以到达,则难治。

54. 痰瘀互结是肺结节的主要病机

中医学中无肺结节之名,根据患者的症状,可对应"咳嗽""喘证""肺痿""胸痛"等中医病名,但更多患者无临床症状,可根据疾病特征对应"肺积"的中医病名。《杂病源流犀烛·积聚癥瘕痃癖痞源流》曰:"邪积胸中,阻塞气道,气不得通,为痰,为食,为血,皆邪正相搏,邪既胜,正不得制之,遂结成形而有块。"《景岳全书·妇人规·癥瘕类》言"不痛者,不通气血,别结窠囊",认为不痛之癥瘕为窠囊。许多医家对肺结节的病因病机进行了阐述,在痰瘀互结的疾病本质上达成了共识。

(1)肺的生理特性与结构特征为窠囊提供了"有利地形"

张介宾《类经图翼·经络一》曰:"肺叶白莹,谓之华盖,以覆诸脏,虚如蜂窠,下无透窍。"一方面,肺叶娇嫩,不耐寒热,但肺与天气相通,六淫邪气最易袭肺,可谓"体娇而用刚"。另一方面,肺脏内含有丰富的气管、肺泡及血管,如《医林改错·卷上》言:"肺管下分为两杈,入肺两叶,每杈分为九中杈,每九中权分九小权，每小权长数小枝，枝之尽头处，并无孔窍，其形仿佛麒麟菜。"支气管树的结构如麒麟菜般分支如权，末端钝圆，其中若干空腔又如蜂巢，痰、瘀等病邪易于藏匿其中。喻嘉言认为，窠囊易形成于肺，"如蜂子之穴于房中，如莲子之嵌于蓬内"（《寓意草·论浦君艺喘病证治之法》），脾胃生痰，冲透隔膜进入肺中，日久成为窠囊。因此，肺的生理特性及结构特征为痰瘀互结提供了有利的地形条件。

肺结节大多发生于细支气管及其下级结构中，如终末细支气管、肺泡囊和肺泡内外。在各种病因作用下，肺组织发生炎性改变、渗出、水肿、纤维化甚至癌变，在局部形成结节灶，良性结节如结核球是一种有纤维包膜的干酪病灶，炎性假瘤为感染后引起的非特异性慢性炎症，肺结节病是非干酪性肉芽肿，恶性结节如肺腺癌，大多位于肺周边小支气管的黏液腺附近，结节病理显示原位癌、微浸润癌等。

（2）肺的生理功能与病理变化为窠囊提供了物质基础

肺为相傅之官，主一身之气，且主治节，具有治理调节全身气、血、津液的作用。肺吸入的清气参与宗气的生成，通过其宣发和肃降的生理特性，调畅全身气机并通调水道，参与津液代谢。肺朝百脉，在肺气的协助下，全身血液运行得以推动和调节。由于先天不足或后天耗伤肺气，肺气亏虚，无力推动津血运行，可导致津停血滞。"在脏为肺……在志为忧"（《素问·阴阳应象大论》），"悲则气消"（《素问·举痛论》），悲忧易伤肺。肺结节患者往往心理压力较大，忧愁不宁，可能进一步消耗肺气，还可能通过影响肝的疏泄功能导致气机失调。因此，肺气不利，则全身气机运行不畅，津液、血液运行受阻，导致痰湿内生、瘀血内停；同时因痰湿、瘀血阻滞，加重气机失调，形成恶性循环，病情逐渐加重。痰瘀皆为阴邪，所谓"阳化气，阴成形"，肺积渐生。

（3）环境毒邪留滞与肺部宿疾为窠囊提供了病理基础

《诸病源候论·积聚诸病》言："诸脏受邪，初未能成积聚，留滞不去，乃成积聚。"雾霾、矽尘、油烟、香烟烟雾等环境毒邪侵袭机体，逐渐蓄积，初始症状不显，但能逐渐损伤脏腑之气，久则邪毒入营入血，耗伤阴分，气滞痰凝血瘀，阻塞肺络。正如尤在泾《金匮要略心典》言："毒者，邪气蕴蓄不解之谓。"《格致余论·倒仓论》曰："糟粕之余，停痰瘀血，互相纠缠，日积月深，郁结成聚，甚者如核桃之穰，诸般奇形之虫，中宫不清矣，土德不和也。"肺失宣肃，日久不复，耗伤肺气，通调水道与治节功能失常，影响津液、血液代谢与运行，积渐而发，痰瘀互结。因此若肺结节患者合并肺结核、支气管炎、支气管扩张、哮喘、慢性阻塞性肺疾病等肺部疾病，或近期曾患肺部感染时，应充分考虑原有疾病与肺结节的关系。

《张氏医通·痰火》言："血肉之味，酝酿为痰为火，变动为咳为喘。其在平居无恙之时，贮积窠囊之中，或时有所触发。"窠囊或遇感而发，对应了恶性肺结节生长迅速、侵袭性高的特点。《肺癌筛查与管理中国专家共识》将吸烟史、环境或高危职业暴露史、合并慢性阻塞性肺疾病、弥漫性肺纤维化和既往肺结核病史等列为肺癌的危险因素，说明环境毒邪留滞与肺部宿疾是窠囊的重要病理因素。

55. 调畅气机、化痰活血是肺结节的基本治则

（1）多管齐下，直捣窠囊

喻嘉言《寓意草·论浦君艺喘病证治之法》曰："而肺中之窠囊，实其新造之区，可以侨寓其中，转使清气逼处不安，亦若为乱者然。如寇贼依山傍险，蟠据一方，此方之民，势必扰乱而从寇也……生长则易，剥落则难，系其外窄中宽，任行驱导涤涌之药，徒伤他脏，此实闭拒而不纳耳。"肺的结构特性导致肺结节病位深伏，易守难攻，不易施治。首都国医名师武维屏教授根据多年临床经验，将肺结节分为六种证候：风邪犯肺化火或肝郁化火之风火痰瘀证、肝气郁结之气滞痰瘀证、肺阴不足之阴虚痰瘀证、肺气虚耗之气虚痰瘀证、津血不足之血虚痰瘀证和寒湿犯肺或阳虚内寒之寒湿痰瘀证，并提出肺结节的治疗原则在于化痰活血、通畅肺络、祛邪扶正、消除结节，临床常用治法为化痰、散结、活血、通络、解毒、祛风、益气、

养血、滋阴、助阳。因此，肺结节的治疗应在把握病机基础上，多管齐下，力求直捣窠囊，化痰、活血以治其标，调和脾胃、安和五脏以治其本，使窠囊失去其盘踞之境，逐渐消融。朱丹溪常用竹沥以养血，姜汁以行经络，共用以达皮里膜外之痰，以清除闭拒于内之窠囊，并可配以全蝎、地龙、蜈蚣、土鳖虫、穿山甲等药物，增强散结通利之功。

（2）调畅气机，化痰活血

朱丹溪强调"顺气为先，分导次之"，《寓意草·论浦君艺喘病证治之法》言："肺金之气一清，则周身之气，翕然从之下降。"由于痰瘀常因气滞而起，因此调畅肺气，则痰无以生，瘀无以成，所谓气畅则结易散。另一方面，肺结节患者常伴随忧愁不宁、焦虑不安的心理状态，中医乃心身医学，通过耐心向患者阐释病情及治疗方案，有助于减轻患者的心理压力，如《灵枢·师传》所言："告之以其败，语之以其善，导之以其所便，开之以其所苦。"在治疗上，武维屏教授强调调肝理肺，肝主疏泄，调畅全身气机，并调畅情志，肝气条达，气血通利，可助肺宣降。

化痰活血之法，朱丹溪推崇二陈汤与四物汤，并根据痰的性质与血瘀的程度选择用药，如湿痰用苍术、白术，热痰用青黛、黄芩、黄连，风痰用南星、白附子，老痰用海浮石、瓜蒌，活血止血用桃仁、红花，破瘀散结用三棱、莪术、五灵脂等。《证治汇补·积聚》曰："壮实人无积，虚人则有之……若徒用磨坚破积之药，只损真气，积虽去而体已备……惟当渐磨熔化，攻补兼施。"肺结节是长期肺气不利、痰瘀互结所致，多伴肺气虚耗，因此在化痰活血以祛邪的同时，也应重视扶助正气以固本。

（3）缓缓图之，防患于未然

《丹溪心法·痰》言："久得脉涩，卒难开也，必费调理。"《寓意草·详辩谏议胡老先生痰饮小恙并答明问》中谈到："痰饮结于胸膈，小有窠囊……窠囊之来，始于痰聚胃口……胃之络贯膈者也，其气奔入之急，则冲透膈膜，而痰得以居之，痰入既久，则阻碍气道，而气之奔入者，复结一囊，如蜂子之营穴，日增一日，故治之甚难。"肺结节非一日而成，亦不能一日而愈。痰瘀胶结，固着难化，病程缠绵，当缓缓图之，治病求本。医者需与患者做好充分沟通，平衡心理预期。中医主张整体观念，通过辨证论治调节全身状态，"疏其气血，令其调达，而致和平"（《素问·至真要大论》）。治疗的目的在于祛除肺结节，延缓或逆转肺结节发展趋势，防患于未然。

鉴于肺癌是我国发病率和死亡率最高的恶性肿瘤，早期发现、合理管理肺结节患者，将产生显著的经济效益和社会效益。本节基于"窠囊学说"探讨了肺结节的病机与治疗，痰瘀互结是其主要病机，这与肺的结构特性、生理功能和病理变化密切相关，调畅气机、化痰活血是其基本治则，同时应发挥中医药优势，注重调畅情志，整体调养，防患于未然。

参考文献

1. 朱震亨. 丹溪心法. 沈阳：辽宁科学技术出版社，1997.

2. 杜菲，陈明显，沈堂彪，等. 朱丹溪"痰挟瘀血，遂成窠囊"学说的临证应用. 浙江中医药大学学报，2021，45（6）：633-636，640.

3. 张晓菊，白莉，金发光，等. 肺结节诊治中国专家共识（2018年版）. 中华结核和呼吸杂志，2018，41（10）：763-771.

4. 张思玮. 新冠筛查"意外"加速肺癌早筛步伐. 中国科学报，2021-07-25.

5. 樊佳琪，金钊，严然，等. 窠囊、窝囊肺与肺癌. 河南中医，2017，37（11）：1894-1896.

6. 许叔微. 普济本事方10卷. 上海：上海科学技术出版社，1959：42.

7. 朱震亨. 局方发挥. 北京：人民卫生出版社，1956：13.

8. 卢红蓉，杜松，胡镜清. 痰瘀互结证治理论源流考. 中医杂志，2015，56（10）：811-815.

9. 张秀琴. 灵枢经. 北京：中国医药科技出版社，2019.

10. 高文柱，沈澍农. 中医必读百部名著：诸病源候论. 北京：华夏出版社，2008.

11. 何梦瑶. 医碥. 北京：中国中医药出版社，2009：141.

12. 沈金鳌. 杂病源流犀烛. 北京：中国中医药出版社，1994：213.

13. 张介宾. 景岳全书. 北京：中国中医药出版社，1994：472.

14. 崔晋伟，刘彧杉，张晓梅，等. 从痰瘀凝滞探讨肺结节治疗. 环球中医药，2020，13（10）：1737-1739.

15. 田力，武维屏. 武维屏诊治肺部结节思路与方法. 中华中医药杂志，

2019，34（1）：33-36.

16. 魏华民，朱瑞丽，刘瑞，等. 从痰瘀窠囊论治肺结节. 世界中医药，2018，13（11）：2701-2705.

17. 张晓梅，姜良铎，肖培新. 肺结节病因病机探讨. 环球中医药，2019，12（3）：435-437.

18. 周杰，王玥慧，李志明，等. 络病学说指导下的肺结节"肺气亏虚，毒阻肺络"病机探讨. 中国医药导报，2020，17（28）：133-136.

19. 张介宾. 类经图翼·类经附翼评注. 西安：陕西科学技术出版社，1996：123.

20. 王清任. 医林改错. 沈阳：辽宁科学技术出版社，1997：3.

21. 程磐基. 寓意草. 北京：中国医药科技出版社，2019.

22. 徐亚文. 基于数据挖掘姜良铎教授治疗肺小结节的规律研究. 北京：北京中医药大学，2020.

23. 何文彬，谭一松. 素问. 北京：中国医药科技出版社，1998.

24. 尤怡篆. 金匮要略心典. 太原：山西科学技术出版社，2008：29.

25. 朱震亨. 格致余论. 北京：中国医药科技出版社，2018：42.

26. 张璐. 张氏医通. 北京：中国中医药出版社，1995：225.

27. 肺癌筛查与管理中国专家共识. 国际呼吸杂志，2019（21）：1604-1605.

28. 胡家蕊，张晓梅，李梦乾，等. 姜良铎从通从毒论治肺结节. 中医杂志，2021，62（22）：1956-1959.

29. 李用粹. 证治汇补. 太原：山西科学技术出版社，2011：258.

（孟涵　王洪武）

经皮穿刺操作对中医证素的影响

  这是一个前瞻性的临床观察项目，收集了 2021 年 9 月至 2022 年 7 月东直门医院两院区 95 例次经皮穿刺操作的患者，包含了单纯肺穿刺活检以及消融治疗的患者。

  纳入观察的 95 例患者，进行氩氦刀治疗的共有 55 例次，微波治疗 16 例次，射频治疗 1 例次，经皮穿刺肺活检术 32 例次，经皮穿刺注药 4 例次，注药主要针对肺曲霉病患者。（注：因有患者同时进行两项操作，故操作例次总数相加＞患者总数。）覆盖病种相对较多，最多的是肺癌，尤其是晚期肺癌患者。肺结节有 19 例次，还有 13 例次为其他部位肿瘤的肺转移或淋巴结转移，包括结肠癌、肾癌等。32 例患者肺活检术中 21 例阳性，阴性 11 例，其中 1 例是为了验证微波消融术后组织是否灭活，结果为阴性，证实经微波消融后肿瘤组织已失活。在进行经皮穿刺注药的肺曲霉病患者中，2 例患者既往通过气管镜或手术明确诊断，1 例患者经皮穿刺活检明确诊断。

55 例次氩氦刀治疗中，有 42 例次为肺癌，占大多数，其中早中期肺癌 11 例，晚期肺癌 27 例，还有分期不明确的 4 例。其他瘤种 9 例次，肺结节 5 例次，未明确诊断，原因为患者拒绝进行肺活检术或所取组织阴性。在 55 例次治疗中，23 例患者使用 1 把刀，22 例患者使用 2 把刀，2 例患者使用 3 把刀，8 例患者使用 4 把刀。并发症：95 例次经皮穿刺操作中，咯血例数最多，为 41 例（43.2%），气胸其次，为 30 例（31.6%），还有胸水 6 例，有些患者合并液气胸。1 例患者咯血、液气胸都有。有 32 例（33.7%）患者无气胸、咯血、明显疼痛和发热等并发症。

单独看氩氦刀治疗患者，55 例次中咯血 29 例次（52.7%），气胸 17 例次（30.9%）、胸腔积液 6 例次，也就是只有做氩氦刀的患者出现了胸腔积液。无并发症的患者为 17 例（30.9%）。

微波治疗 16 例次，咯血 5 例（31.25%），气胸 6 例（37.5%），无胸腔积液患者。无并发症的为 5 例（31.25%）。

中医证素观察主要以肺癌患者为主，纳入了气虚、痰湿、血瘀、阴虚、热毒 5 个证素，共有术前、术后 1/3/7 天 4 个观察时间节点。

根据描述性分析，发现痰湿例数下降较明显。单独看氩氦刀患者，痰湿例数下降 32.3%，气虚例数增加 35.7%。同时还发现氩氦刀数量增加可能导致气虚增加，总体使得血瘀或痰湿减少。

氩氦刀数量越多，胸腔积液比例也越多。

微波治疗 16 例次，发现和氩氦刀相似的是可能使得痰瘀减少，但是血瘀增加。疼痛为血瘀中重要的症状描述之一，微波的患者确实相较氩氦刀治疗患者疼痛较明显。

结论：

（1）穿刺 *vs.* 消融 *vs.*（消融 + 穿刺），这三者在不同观察时间对患者血瘀、痰湿、热毒 3 个证素产生的影响有统计学差异，但是无法判断其具体影响，尚需进一步的数据补充和统计分析。

氩氦刀治疗可影响的证素主要是痰湿及血瘀，总体有减少趋势，类似于中医化痰祛瘀的治法，但是随着氩氦刀数量的增加，可能导致气虚的增加，提示临床注意氩氦刀围术期补气治法的应用，并观察是否可减少气虚的发生。

（2）微波治疗对中医证素的影响是使得血瘀增加、痰湿减少，提示应以活血化瘀为主。

（边灵杰　安鹏　任传云　黄茂　刘瑞芬　王洪武）

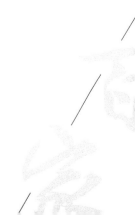

气管癌的中医诊治分析

　　北京中医药大学东直门医院呼吸病中心收集自 2020 年 3 月至 2022 年 7 月气管癌病例共计 298 例。纳入标准：临床及病理学确诊为原发性气管支气管肺癌和气管支气管转移癌。纳入研究前需要签署知情同意书。排除标准：无法耐受气管镜治疗患者。

　　对于肺癌，中医古籍归为"肺积""咳嗽""咯血""胸痛"等病证。肺癌常见 4 类证型：①瘀阻肺络证，见咳嗽不畅，胸闷气憋，胸痛有定处，如锥如刺，或痰血暗红，口唇紫暗，舌质暗或有瘀点、瘀斑，苔薄，脉细弦或细涩；②痰湿蕴肺证，见咳嗽咳痰，气憋，痰质黏稠，痰白或黄白相间，胸闷胸痛，纳呆便溏，神疲乏力，舌质淡，苔白腻，脉滑；③阴虚毒热证，见咳嗽无痰或少痰，或痰中带血，甚则咯血不止，胸痛，心烦寐差，低热盗汗，或热势壮盛，久稽不退，口渴，大便干结，舌质红，舌苔黄，脉细数或数大；④气阴两虚证，见咳嗽痰少，或痰稀，咳声低弱，气短喘促，神疲乏力，面色㿠白，形瘦恶风，自汗或盗汗，口干少饮，舌质红或淡，脉细弱。

该研究采用"因子分析"和"聚类分析"对 298 例数据中医证素进行分析。发现在气管癌中 4 个证型常见，分别是痰热初起（35.6%）、痰热兼有肺肾气虚（33.6%）、寒湿兼有瘀血（4%）和脾肾阳虚（5.3%）。

具体表现：①痰热初起。咳嗽、咳痰、痰白、得神、腻苔、痰少、脉数、痰易出、脉滑、舌红、黄苔；②痰热兼有肺肾气虚。痰中带血、胸痛、痰黏、痰难出、痰多、痰黄、夜间阵发咳嗽、喘憋、活动后喘、喉间痰鸣、气短、疲乏无力、胸闷；③寒湿兼有瘀血。面色红、发声强、阵发咳嗽、发声嘶哑、发声清、可平卧、形体弱、厚苔、白苔、舌淡红、畏寒、口唇色暗、形体瘦、面色暗；④脾肾阳虚。脉弦、面色黄、舌暗、睡眠可、发声低、发声弱、纳差、少神、便秘、薄苔、脉细、脉沉、舌淡白。

总之，结合目前资料，气管癌中医辨证分型和肺癌还是有不同之处，实证多伴痰阻和血瘀，虚证多为肺脾肾三脏亏虚。考虑气管内肿瘤多与气道排痰功能有关，故多痰；肿瘤凝聚，故多瘀；病变久之，则肺脾肾三脏亏虚。

（崔植芳　王林洋　关秋红　王洪武）

恶性继发性消化道气道瘘的中西医结合诊治分析

恶性继发性消化道气道瘘是恶性肿瘤累及消化道与气道管壁或肿瘤放化疗后导致消化道与气道之间出现病理性交通，气道和消化道腔内的气液相互流通，患者不能正常进食并伴有咳嗽、发热、咳痰等呼吸道感染症状。瘘管的出现使恶性疾病复杂化，治疗难度大，病死率高。中医认为该病属"咳嗽""痰饮"病范畴，但尚未见中医临床相关研究报道。东直门医院呼吸病中心总结了2020年至2022年来收治的33例恶性继发性消化道气道瘘患者，收集人口学资料、既往病史、临床症状、气管镜检查及介入治疗资料、中医证候积分及分型、中药治疗、转归、生存期等，旨在提高对本病的中西医认识。

（1）介入治疗方法：①根据瘘口位置选择支架形态，距离隆突较近的气道瘘口选用 Y 形或 L 形支架；位于左支气管远端瘘口可定制小 Y 形支架、右支气管瘘口可设计成 OKI 支架。②根据病变长度，确定支架长度：支架两端长度超过病变范围 20 mm。③根据瘘口上下呼吸道管径及狭窄程度确定支架直径，选择直径大于正常呼吸道内径 10% ～ 20% 或等于呼吸道前后径。④全身麻醉下经硬质气管镜下置入气管支架。术后定期复查气管镜，动态监测支架变化情况，及时处理并发症。

结果：①一般资料包括性别、年龄、原发病、气道瘘口及狭窄情况（表 10）。

表 10　33 例恶性继发性消化道气道瘘患者一般资料

人群特征	n（%）	气道情况	n（%）
性别		瘘口位置	
男	30（91）	左主支气管	19（54）
女	3（9）	气管	12（34）
年龄	（61.3±9.5）岁	右主支气管	3（9）
原发病		右肺上叶	1（3）
晚期食管癌	29（88）	瘘口大小	（1.57±1.2）cm
晚期肺癌	4（12）	气道狭窄	21（64）

②临床表现：咳嗽咳痰 33 例（100%）、首发呛咳 28 例（84.8%），呼吸困难 21 例（63.6%）、体重下降 29 例（87.9%）、乏力 28 例（84.8%）、反酸烧心 13 例（39.4%）、发热 10 例（30.3%）等肺部感染和营养不良的表现。中医证候观察包括主症、次症、

舌象（图19）及脉象，主要证候包括咳、痰、喘，其中痰液从量、色、质三方面分析。痰色以黄痰为主（21例，占63.6%），痰质以黏稠难咳为主（14例，占42.4%），痰量多（13例，占39.4%）；舌质以暗红为主（12例，占36.4%），舌苔以腻苔、黄苔为主（腻苔21例，占63.6%；黄苔16例，占48.5%）；脉象以滑脉为主（25例，占75.8%）。中医证候聚类分析结果为痰瘀阻肺13例（39.4%）、痰热蕴肺11例（33.3%）、肺脾气虚5例（15.2%）、寒饮停肺4例（12.1%）。

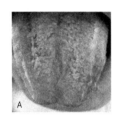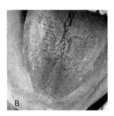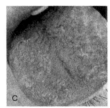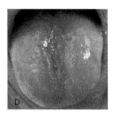

A：淡黯舌、白腻苔；B：暗红舌、黄腻苔；C：红舌、白苔；D：淡红舌、少苔。

图19　舌象（见彩插9）

（2）中西医治疗：29例（87.9%）患者共置入34枚气道支架治疗，其中Y形金属覆膜支架19枚（55.9%）、直筒金属覆膜支架8枚（23.5%）、Y形硅酮支架4枚（11.8%）、沙漏状金属覆膜支架2枚（5.9%）和OKI金属支架1枚（2.9%）。所有支架均完全覆盖气道瘘口，并使阻塞的管腔复通（图20），疗效分析：CCR 13例（44.8%）、PR 16例（55.2%），术前中医证候积分（33.1±8.5），术后3天（25.0±6.6）（$t=8.02$，$P < 0.05$）。21例合并恶性气道狭窄患者在置入支架后呼吸困难得到缓解，术前

气促评分（2.9±1.0），术后 3 天降低到（2.3±0.8）（t=3.508，P < 0.05）。25 例（76%）患者内服中药汤药治疗，8 例患者拒绝使用中药，具体辨证论治见表 11。

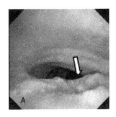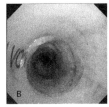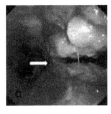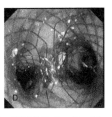

A：气道瘘合并气道狭窄，气道狭窄约 80%，呈管内 + 管壁 + 管外型，以管外为主；B：气道支架置入后完全封堵瘘口，管腔扩大；C：左支气管内侧壁直径 3 cm 的瘘口，镜下可见大量分泌物涌入；D：Y 形金属覆膜支架置入后，支架完全覆盖瘘口。

图 20　气道支架治疗（见彩插 10）

表 11　33 例恶性继发性消化道气道瘘辨证论治

证候分型	n（%）	主要证候表现	治法	方药
痰瘀阻肺	13（39）	咳嗽咳痰，白痰，眠差，舌暗红，苔白，脉弦滑	宣肺止咳，祛痰化瘀	柴朴汤合桂枝茯苓丸加减
痰热蕴肺	11（33）	咳嗽咳黄痰，发热，气短或气喘，呛咳，便秘，苔黄腻，脉滑或脉滑数	清热化痰，宣肺止咳	麻杏石甘汤或蒌芩止嗽煎（瓜蒌、黄芩、半夏、漏芦、连翘、前胡、杏仁、浙贝母）
肺脾气虚	5（15）	咳嗽咳黄痰，呛咳，痰多质稀，声低，眠差，纳呆，舌淡，脉细	温化寒饮，止咳降逆	补中益气汤加减
寒饮停肺	4（12）	呛咳，大量吐痰，胸闷，气短，便溏，长期食少，懒言，脉弦	补中益气，健脾化痰	苓甘五味姜辛夏汤，或甘草干姜汤，或小青龙汤

转归及随访情况：3 例患者行支架置入后因重症肺炎、脓毒症休克，1 周内死亡。随访时间 1 ～ 24 个月。33 例患者 28 例（84.8%）已死亡，Kaplan-Meier 生存分析结果显示，1 个月生存率为 85.71%，3 个月生存率为 64.29%，6 个月生存率为 14.29%，中位生存时间为 4 个月，95% 可信区间为 3 ～ 6 个月，平均生存时间为（4.5±2.76）个月，标准误为 0.51（图 21）。

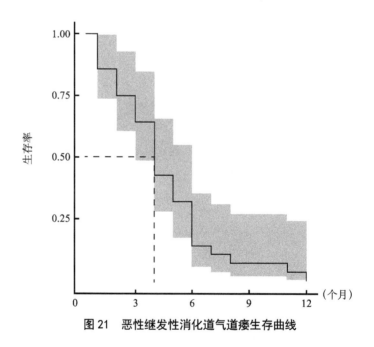

图 21　恶性继发性消化道气道瘘生存曲线

恶性继发性消化道气道瘘管是一组异质性疾病，发病率为 5% ～ 15%，多发生于晚期食管癌、肺癌、淋巴瘤和纵隔转移的患者，其中 75% 以上继发于食管癌，本组病例 88% 继发于晚期食管癌，与文献报道较一致。食管局部肿瘤侵袭气道及治疗后肿瘤坏死脱落是本病主要发病原因，由于食管与气管的解剖毗邻关系，瘘口位置最常见于食管中段与左主支气管间。食管癌中医属"噎膈"范畴，考虑本病乃噎膈日久，积热消阴，津伤血少，热毒痰瘀结聚，酝酿成痈，使食管局部肉腐成脓，外溃侵蚀气道而成瘘，最终形成食管与气道异常相通。

反复肺部感染和营养不良决定了恶性继发性消化道气道瘘的主要临床表现，并严重影响患者生活质量。一项 264 例食管癌继发恶性瘘管的病例系列观察到肺炎（95%）、进食水后咳嗽发作（95%）、体重减轻（37%）的表现，本组病例临床表现与之相似。其临床特点为咳嗽频繁、咳痰量多，提示消化道分泌物吸入肺造成呼吸道持续炎症状态，气道产生过多黏液，咳嗽感受器受刺激而频繁诱发咳嗽。呼吸困难的表现比较普遍，主要与肿瘤侵犯气道导致气道狭窄及气道纤毛摆动清除能力减弱、黏液排出障碍、痰阻气道引起的通气障碍有关。中医认为外邪犯肺，必然造成肺失宣降，肺气上逆而咳嗽、喘息，肺气壅滞，津液运行失常，聚津成痰则咳痰，本组病例痰色多黄，量多质黏稠，属热痰范畴，寒痰较少，考虑与瘘口处热毒脓邪内流有关，结合舌脉，27% 兼有血瘀，因气血相依、痰瘀同源互化，肺气宣化失调，痰阻肺络，瘀血内生，痰瘀互阻，气道不利则成咳成喘，舌色暗红为瘀血内停的外在征象。此外，本研究观察到患者因长期禁食、无法及时启动肠内营养支持导致胃肠功能下降和营养不良，临床表现为反酸烧心、腹胀、便秘、体重下降、乏力等。此如《黄帝内经·灵枢·五味》云："谷不入，半日则气衰，一日则气少矣。"即进食困难导致气血生化乏源，脾胃虚弱、中虚气逆的证候，甚至进一步发展为脾阳不足，寒饮内生，饮停于肺。因此，总结本病基本病机为肺失宣发肃降、脾失健运，病性为虚实夹杂，标实以痰热、痰瘀、水饮多见，本虚以脾气亏虚为主。

基于对本病的认识，中西医结合治疗原则为祛邪与扶正共施。祛邪方面主要是快速、微创封堵瘘口以阻止重复误吸，直接降低肺部感染概率，恢复肺脏宣发肃降之生理功能。欧洲胃肠内镜学会推荐放置食管自膨式全覆膜和部分覆膜金属支架治疗恶性吞咽困难及瘘管。但内窥镜不能通过的高度狭窄的食管癌或食管癌导致气道中-重度狭窄，患者气流受限，甚至呼吸窘迫，应首选气道支架封堵瘘口减少误吸、解除气道梗阻以维持呼吸功能，并为患者争取时间接受肿瘤针对性治疗。本组病例半数以上合并气道狭窄，积极气管镜下置入气道支架封堵瘘口，同时解除气道梗阻使肺气通利，解决治病之需，术后中医证候积分显著降低，反映了吸痰、置入气道支架可以打开部分气道，减少肺部感染，改善肺失宣降、痰瘀堵塞状态，起到宣通肺气、豁痰开肺之效，很大程度上缓解了患者咳嗽咳痰、喘憋的临床表现，与多项研究结果相似，放置气道支架是缓解恶性继发性消化道气道瘘临床症状的有效治疗方式。结合中医药辨证论治补充现代医学的不足，调整因脏腑、气血失调导致痰、热、瘀、饮结聚的整体状态。对于本组病例最常见的痰热蕴肺证，采用清热化痰，宣肺平喘之法治之，注重使用经典方剂麻杏石甘汤加减，研究表明其具有抗炎、止咳及退热作用。痰瘀阻肺患者临床主要选用柴朴汤合桂枝茯苓丸加减以调畅气机、活血祛瘀消癥，气行痰自消，气行则血行，使之气血调畅。研究表明，经方桂枝茯苓丸"异病同治"，涉及抗肿瘤、抗炎、调节免疫反应等多信号通路。寒饮停肺也是本病较多见的证型，患者常表现为咳而多痰，痰色白呈泡沫状而且连续不断，气短，大便溏，舌胖大水滑，此多由中阳不足，寒水不化，痰饮内生，饮停于肺所致，临床主要选用苓甘五味姜辛汤，或甘草干姜汤，或小青龙汤以温肺化饮、健运脾阳，改善患者脾阳不足的整体状态。扶正方面主要是加强营养支持治疗，补益脾胃，培补元气，增强体质，抵御病邪，争取肿瘤治疗。明代医家李中梓在《医宗必读》中说："一有此身，必资谷气，谷入于胃，洒陈于六腑而气至，和调于五脏而血生，而人资之以为生者也，故曰后天之本在脾。"因此脾胃乃后天之本，气血生化之源，历代医家重视固护脾胃以扶正培元。对于此类患者而言，固护脾胃尤为重要，也是发挥中医药的优势所在。本组病例主要选用补中益气汤加减，补益肺脾，扶助正气。罗文等研究也表明补中益气汤加减可调节免疫功能，改善肺功能，临床运用黄芪、人参等中药补益一身之气具有不可替代性。

　　恶性继发性消化道气道瘘临床治疗难度大，肿瘤相关的瘘口不易愈合，病死率高。中医理论认为脾胃乃后天之本、四季脾旺不受邪，根据此类患者癌毒侵蚀、进食困难导致脾胃虚弱的整体状态，如《素问·玉机真藏论》所言："大骨枯槁，大肉陷下，胸中气满，喘息不便，内痛引肩项，身热，脱肉破䐃，真藏见，十月之内死。"预示此类患者预后不佳。本研究 33 例患者目前已死亡 28 例，确诊瘘至死亡的总生存期为 1 ～ 12 个月，平均（4.5±2.76）个月，与文献报道相似，恶性继发性消化道气道瘘患者病死率高，生存期短。随访中目前存活 5 例患者，其中 2 例患者经内镜检查示瘘口已愈合，1 例患者可经口正常饮食，但未行检查确认瘘口是否愈合，其余 2 例患者瘘口未愈合，鼻饲饮食、反复肺部感染且免疫力低下，需住院抗感染治疗，间断于东直门医院口服中药治疗。

因此，本研究提示气道支架置入是安全而相对有效的，对于兼气道梗阻的恶性瘘患者是必要的，并提供足够的短期缓解，甚至更长的生存期，因为存活患者可因症状缓解而未行复查以确认瘘口闭合。深入探讨恶性继发性消化道气道瘘患者多中心的中西医结合治疗策略很有必要。

参考文献

1. 王洪武, 邹珩, 李闻, 等. 继发性消化道 - 呼吸道瘘介入诊治专家共识（第二版）. 临床内科杂志, 2021, 38（8）: 573-576.

2. 朱文峰. 证素辨证学. 北京：人民卫生出版社，2008.

3. BONA D，SARLI D，SAINO G，et al.Successful conservative management of benign gastro-bronchial fistula after intrathoracic esophagogastrostomy.Ann Thorac Surg，2007，84（3）：1036-1038.

4. IBUKI Y，HAMAI Y，HIHARA J，et al.Emergency escape surgery for a gastro-bronchial fistula with respiratory failure that developed after esophagectomy.Surg Today，2015，45（3）：369-373.

5. TRIVISONNO A，NACHIRA D，BOSKOSKI I，et al.Regenerative medicine approaches for the management of respiratory tract fistulas.Stem Cell Res Ther，2020，11（1）：451.

6. 武前枝，赵祥玲. 可弯曲气管镜下支架置入治疗恶性气管狭窄、气管瘘20例临床分析. 临床肺科杂志，2020，25（5）：771-774.

7. SPAANDER M C W，VAN DER BOGT R D，BARON T H，et al.Esophageal stenting for benign and malignant disease：european society of gastrointestinal endoscopy（esge）guideline-update 2021.Endoscopy，2021，53（7）：751-762.

8. YOUNESS H A，HARRIS K，AWAB A，et al.Bronchoscopic advances in the management of aerodigestive fistulas.J Thorac Dis，2018，10（9）：5636-5647.

9. 陈愉，周子青，冯家欣，等. 使用气道内杂交支架治疗复杂气道狭窄和气道瘘疗效与安全性分析. 中国肺癌杂志，2020，23（6）：472-478.

10. 诸晶，罗丽萍，陈继承. 加味麻杏石甘汤治疗社区获得性肺炎痰热壅肺证临床观察. 中国中医药现代远程教育，2022，20（10）：90-92.

11. 李凯，杨丰文，庞稳泰，等. 麻杏石甘汤治疗社区获得性肺炎随机对照试验的系统评价. 中国中药杂志，2021，46（5）：1268-1275.

12. 石雅馨，王新，张乘源，等. 经方桂枝茯苓丸"异病同治"任脉癥瘕类疾病的网络药理学研究. 世界科学技术－中医药现代化，2021，23（6）：1867-1877.

13. 罗文，王涛，熊国江，等. 补中益气汤加减对非小细胞肺癌术后化疗患者VEGF，IGF-1，TGF-β1，免疫功能的影响及安全性分析. 中国实验方剂学杂志，2021，27（16）：90-95.

14. 王彩霞. 补中益气汤加减对非小细胞肺癌化疗患者生活质量及不良反应的影响. 江西中医药，2020，51（7）：50-51.

（许蓉姗　班承钧　邹珩　张立山　王洪武）

基于少阳三焦理论研究支气管胸膜瘘的中医辨治思路及方法

支气管胸膜瘘（bronchopleural fistula，BPF）是各级支气管与胸膜腔之间形成的异常通道，亦是一种严重的肺切除术后并发症。BPF 的病因目前仍未被完全阐述，局部影响因素包括支气管残端缝合技术、支气管血供破坏、支气管边缘残余肿瘤组织、脓胸和术前放疗等。全身因素则包括患者的营养状态、糖尿病、败血症和术前化疗。通常情况下，BPF 的首选治疗手段仍是手术治疗，当患者一般情况差难以耐受手术，可考虑其他非手术方案，如支架置入、封堵剂、封堵器、干细胞移植等。笔者经过长期中医临床实践及探索，认为运用"少阳三焦"理论治疗支气管胸膜瘘有很好的临床治疗效果。

56. 少阳三焦理论

从病位角度来看，少阳为半表半里之病位，亦为胸腹两大腔间，而三焦为人体之膜腠，也位于皮表和脏腑之间，叶天士在《温热论》中记载了："再论气病有不传血分而邪留三焦，亦如伤寒中少阳病也。彼则和解表里之半，此则分消上下之势。"由此可知疾病发生时，少阳与三焦的病位是一致的，为人体胸腹腔间之膜腠。

从病机角度，少阳病的基本病机为三焦不利，即上焦郁火，中焦胃虚，下焦饮逆，及邪正交争于半表半里。从治法角度，治疗少阳病的和解法，就是通过调整三焦的功能，使三焦承奉、制化、通利的功能正常。后世温病学派运用"分消走泄"的方法治疗三焦不利，是在仲景少阳病治法延伸，更加针对湿热邪气阻滞进行治疗，如三仁汤、蒿芩清胆汤等。

综上所述，从病位、病机及治法角度，少阳与三焦有密切的关系，两者相辅相成。少阳病的本质就是当病邪侵袭人体，所表现出三焦不利、津液运行失调的症状，而对于少阳证的治疗，就是以清解热邪、补益胃气、降逆化饮、通利三焦，来达到和解少阳的目的。

57. 从少阳三焦理论角度研究支气管胸膜瘘的发病部位与病因病机

从病位角度，肺与胸膜所处部位为胸胁，《灵枢·经脉篇》有如下记载："胆足少阳之脉……从缺盆下腋，循胸，过季胁。""三焦手少阳之脉……入缺盆，布膻中，散落心包，下膈，遍属三焦。"故胸胁部为足少阳胆经和手少阳三焦经循行部位。支气管胸膜瘘所涉及的局部解剖部位为胸支气管及胸膜，故支气管胸膜瘘的发病部位属于人体胸腔膜腠体系，归少阳三焦所属，且为上焦部位。

支气管胸膜瘘的病因病机：支气管胸膜瘘的发病多因局部损伤，直接影响到少阳三焦膜系的功能，或是患者久病，影响中焦胃气的功能，进一步导致少阳三焦运行水液及元气功能的失调。三焦功能的失调主要表现为上焦对水谷精微输布的失调，导致局部水液的凝滞；中焦脾胃运化的失调，导致水饮内生，制化失司，水饮冲逆。二者共同影响到肺的宣发肃降的功能，故支气管胸膜瘘的患者多有咳喘、胸闷、胸痛、气短等表现。水饮停滞日久，加之正气的亏虚，导致痈脓内生，故支气管胸膜瘘的患者支气管镜下多见瘘口处有腐苔及脓液，故治疗上可参照肺痈的治法论治。患者三焦功能失调日久，进而导致元气运行的失常，故伤及人体元气，多表现为神疲乏力、少气懒言、食少纳呆等。

58. 从少阳三焦理论角度浅析支气管胸膜瘘的治疗

支气管胸膜瘘从病位、病因、病机、临床表现上与少阳三焦功能的失调有密切的关系，其发病的机制为三焦不利、水火夹杂、虚实互兼，故治疗上可从调整少阳三焦功能的角度遣方用药。

①和解少阳法：和解少阳的方法主要是以小柴胡汤为基础，根据水火、气血、虚实的强弱关系进行遣方用药。选方主要来自《伤寒论》，少阳本病主证主方为小柴胡汤，病传火证为柴胡加龙骨牡蛎汤，病传水证为小柴胡汤与五苓散合方；病传气证为四逆散，病传血证为大柴胡汤；兼太阴里虚寒为主，可选用柴胡桂枝干姜汤，兼阳明燥结为主，可选用小柴胡加芒硝汤。

②分消开泄法：当患者三焦功能失调，就会出现湿热内蕴的表现，表现为舌苔黄腻、头身困重、胸脘痞闷。这时通过和解少阳，无法及时祛除湿热邪气，需要采用分消开泄的方法治疗。"分消"法出自叶天士的《温热论》："彼则和解之半，此则分消上下之势，随证变法，如近时杏朴苓等类。"即通过开宣上焦、宣畅中焦、渗利下焦，以分消三焦之湿热。"开泄"法是《温热论》另一种治疗湿热的方法，即芳香祛湿之法。"脘中痞闷，宜从开泄，宣通气滞，以达于肺，如近俗之杏、蔻、橘、桔等，是轻苦微辛，具流动之品可耳。""分消"之法可通过调节三焦的功能，治疗湿热之根源，"开泄"法芳香上行，药效更偏重于上焦。临床多选用三仁汤、甘露消毒丹、上焦宣痹汤、蒿芩清胆汤及香附旋覆花汤等。

在临床上，和解少阳法和分消开泄法多合方使用，和解少阳法能从根源上调整三焦的功能，同时兼顾中焦，顾护人体的元气，分消走泄法能疏利阻滞三焦的湿热邪气，能很快地祛除病位水饮的瘀滞。故临床上两者合用，可达到标本同治的效果。

59. 中医治疗支气管胸膜瘘的临床研究

笔者收集自 2020 年 7 月至 2022 年 7 月东直门医院住院的
49 例支气管胸膜瘘患者，根据中医证素分析证候，并对临床中
西医结合治疗的方法及疗效进行深入分析。

（1）中医证候研究（表 12）

表 12　中医证候研究

		证候					总计
		痰瘀互结	痰热郁肺	痰浊阻肺	气阴两虚	虚实夹杂	
瘘口大小	＜5 mm	4	6	2	1	12	25
	≥5 mm	12	10	0	0	11	33
瘘口部位	左侧	5	4	1	1	3	14
	右侧	9	7	2	5	12	35
瘘口性质	良性	1	6	1	1	3	12
	恶性	13	6	1	5	12	37

通过计数统计分析不难看出，支气管胸膜瘘大小不一，在我院
呼吸病中心接受治疗的患者瘘口大小分布是均等的，瘘口＜5 mm
的，中医证型以虚实夹杂为主，≥5 mm 的瘘口，痰瘀互结、虚实
夹杂较多见，考虑与瘘口形成的因素有关。恶性肿瘤切除术后，瘘

口以 ≥ 5 mm 为主，这与术后患者多有痰有瘀、容易形成气虚证候相吻合。瘘口部位以右侧为主，这与右主支气管的解剖特点相关，如右侧支气管动脉仅 1 条，右侧支气管残端无遮盖，而左侧主动脉弓和纵隔组织包绕等。左侧瘘口以痰瘀互结为主，右侧瘘口以虚实夹杂为主。瘘口性质，恶性瘘口远超过良性瘘口数量，差异有统计学意义（$P < 0.05$），良性瘘口辨证多为痰热郁肺，可能与良性瘘口多与感染相关。恶性瘘口辨证多见痰瘀互结及虚实夹杂，与瘘口位置相吻合，恶性肿瘤术后或肿瘤侵蚀所致瘘口存在肿瘤本身特性。从中医角度分析，支气管胸膜瘘的部位属于膜系，病变部位与少阳三焦密切相关，且人体津液运行亦与少阳三焦密切相关，少阳三焦体系失调，津液运行失司，故临床痰瘀证型最多。

（2）中西医治疗方向研究

支气管胸膜瘘的治疗目前主要包括以下几个方式：①常规气管镜下治疗，包括封堵剂和封堵器两类。封堵剂包括自体血 + 凝血酶、纤维蛋白原 + 凝血酶、纤维蛋白胶和 OB 胶等，适合瘘口直径 ≤ 5 mm 者；封堵器包括各型气管覆膜支架、支气管塞、球囊、弹簧圈、房间隔封堵器和室间隔封堵器等，适合于瘘口直径 5 mm 以上者。操作过程中可能用到的技术包括硬质支气管镜、氩气刀、二氧化碳冷冻和激光等。②外科治疗（包括胸腔镜）。主要用于瘘口较大或介入治疗无效者，包括残端直接关闭、带血管蒂的软组织瓣（如心包和胸肌等）覆盖支气管残端、肺切除、外科胸腔镜治疗和（或）胸廓改形术等。③内科保守治疗。包括长期留置胸腔闭式引流管、对症抗感染、营养支持及中药治疗等。

疗效评价标准采用王氏评分法：完全缓解（complete remission，CR）：瘘口愈合，临床症状完全缓解持续 1 个月。临床完全缓解（clinical complete remission，CCR）：瘘口未愈合，但被封堵，临床症状完全缓解持续 1 个月。部分缓解（partial remission，PR）：瘘口未闭合，部分被封堵，临床症状部分缓解。无效（no remission，NR）：瘘口未闭合，未被封堵，临床症状无缓解。

中医证候及疗效分析见表 13、表 14。

表 13　中医证候分析

治疗方案	证候					
	痰瘀互结	痰热郁肺	痰浊阻肺	气阴两虚	虚实夹杂	总计
打药	2	3	1	4	1	11
假体	2	3	1	0	4	10
支架	9	3	0	2	6	20
房/室间隔封堵器	1	1	0	0	0	2
纯中药	1	2	0	0	1	4
其他	1	0	0	0	1	2
总计	16	12	2	6	13	49

表14 中医疗效分析

治疗方案	结局				总计	意义
	CR	CCR	PR	NR		
打药	7	1	1	0	9	打药，倾向于出现CR
	2.8	-1.9	0	-1.4		
假体	1	4	0	0	5	假体，倾向于出现CCR
	-0.9	2.1	-0.8	-1		
支架	4	5	3	4	16	支架，倾向出现CCR
	-1.7	1.1	0.2	0.7		
房/室间隔封堵器	0	1	1	0	2	封堵器，倾向出现PR
	-1.1	0.4	1.8	-0.6		
中药	3	0	0	1	4	中药，倾向出现CR
	1.6	-1.1	-0.5	0.4		
其他	0	0	0	1	1	其他，倾向出现NR
	0.4	-1.1	-0.5	1.6		
总计	15	11	5	6	37	

通过统计可以看出，打药等同于封堵剂治疗，适合于瘘口＜5 mm者，以虚证为主，各种封堵器治疗的患者证型，以痰瘀互结或虚实夹杂为主。根据瘘口性质、形状、大小，选择封堵器治疗例数居多，其中又以选择气管覆膜金属支架为主，疗效得到肯定。总有效率可达83.67%。中医处方分析见表15。

表 15　中医处方分析

治疗方案	处方			合计
	柴胡剂	非柴胡剂	无中药	
打药	8	2	1	11
假体	9	1	0	10
支架	9	9	2	20
房/室间隔封堵器	2	0	0	2
中药	2	2	0	4
其他	0	2	0	2
总计	30	16	3	49

从选方方面的统计可以看出，少阳病的主方为柴胡类方。《神农本草经》中记载柴胡"主心腹，去肠胃中结气，饮食积聚，寒热邪气，推陈致新"。柴胡可通利三焦，疏利三焦，尤其是上焦的痰瘀邪气。故在支气管胸膜瘘的治疗中柴胡剂比较多，同时要根据个体差异进行加减药味或合并他方。

支气管胸膜瘘作为严重的肺切除术后并发症，在临床中治疗颇为棘手，深度发掘中医药作用机制，可以在治疗支气管胸膜瘘方面发挥更大的作用。本文从少阳三焦入手，参考经典文献，结合现代解剖知识，总结为支气管胸膜瘘从病位、病机和临床症状角度看，归属于少阳三焦体系，治疗上多以和解少阳、分消走泄法为主进行选方。在对东直门医院收治的支气管胸膜瘘的患者进行回顾性研究发现，从中医证候角度来看，痰瘀互结的证型最多，从方药使用方面，柴胡剂使用的频次是最多的。这说明基于少阳三焦理论，从调整少阳三焦津液代谢角度，运用和解少阳、分消开泄的方法治疗支气管胸膜瘘，是有临床证据支持的。

参考文献

1. HINO H，MURAKAWA T，NAGAYAMA K，et al.Bronchopleural fistula after lower lobectomy of the right lung following thoracic endovascular aortic repair.Interact Cardiovasc Thorac Surg，2012，14（5）：655-657.

2. 曹文浩，夏冬平，胡轶. 内镜下介入诊疗支气管胸膜瘘的研究进展. 临床肺科杂志，2019，24（11）：2079-2083.

3. 滑成. 从唐容川理论探讨三焦实质. 北京中医药，2015，34（8）：641-643.

4. 王一童，贾波，贾志超，等. 陈潮祖教授"三焦理论"临床经验探析. 四川中医，2018，36（6）：22-23.

5. 孔光一，赵岩松，严季澜，等. 少阳三焦膜系病机探讨. 北京中医药大学学报，2011，34（3）：149-150，158.

6. 许家栋. 经方探源. 北京：人民卫生出版社，2020：107.

7. 陈云，彭雄，王彦卿，等. 肺部手术后支气管胸膜瘘的临床分析. 中南大学学报（医学版），2017，42（10）：1163-1168.

8. 姜欣，谷晓红，于河，等. 再论三焦膜系. 中华中医药杂志，2019，34（5）：1851-1854.

（李媛　于雁鸿　王洪武）

良性气道狭窄中医证候观察

　　良性气道狭窄是因各种良性气道病变所致的气道管腔狭窄，如良性气道肿瘤，医源性气道狭窄及气道结核。既往中医归为哮喘、咳嗽等病，现在有 CT、支气管镜等检查，明确了病因，根据气道病变的"六定法则"，笔者研究了良性气道病变的特点，并从中医角度，研究此类患者的证候，以便于对证治疗。

　　收集 2020 年 5 月至 2022 年 7 月入住东直门医院的患者 94 例，男性 43 例，占总人数的 45.7%，女性 51 例，占总人数的 54.3%。其中患者年龄最小为 4 岁，最大 85 岁，所有患者平均年龄为（47.48 ± 18.78）岁。

　　病程：94 例患者中，病程最短半月，最长 30 年，各 1 例。病程以半年内最多，共 40 例（42.6%），其次为 0.5～1 年，共 22 例（23.4%），病程在 1～3 年共 15 例（16.0%），5～10 年共 9 例（9.6%），3～5 年和 10 年以上，各 4 例（4.3%）。

　　病因：94 例患者中，良性气道狭窄的病因以创伤性因素最多，共 64 例（68.1%），其中气管切开和气管插管占 53 例（56.4%），之后依此是外科手术 8 例（8.5%），放、化疗后狭窄各 1 例（共 2 例，占 2.1%），吸入性损伤（刺激性化学物质）1 例（1.1%）；炎症性因素 14 例（14.9%），其中结核所致狭窄 11 例（11.7%），见表 16。

表 16　良性中心气道狭窄患者病因分布

病因		频数	百分比%
创伤性狭窄	气管切开、气管插管	53	56.4
	外科手术	8	8.5
	放化疗后	2	2.1
	吸入性损伤	1	1.1
	合计	64	68.1
炎症性病变	结核	11	11.7
	其他炎症	3	3.2
	合计	14	14.9
良性肿物	良性肿物	5	5.3
其他	气管软化症	3	3.2
	复发性多软骨炎	3	3.2
	气道淀粉样变	1	1.1
	气道软骨钙化	2	2.1
	支气管结石	2	2.1
	合计	11	17
总计		94	100

狭窄部位（定区）：根据中央型气道八分区方法及支气管镜下表现，94 例良性中心气道狭窄患者中，狭窄部位发生在Ⅰ区、Ⅱ区、Ⅲ区、Ⅴ区、Ⅶ区最多见（表 17。）

表 17　良性中心气道狭窄患者狭窄部位分布

狭窄部位	分区	频数	百分比%
气管	Ⅰ	45	34.1
	Ⅱ	28	21.2
	Ⅲ	15	11.4
隆突	Ⅳ	1	0.8
右主支气管	Ⅴ	13	9.8
右中间段支气管	Ⅵ	8	6.1
左主支气管	Ⅶ	14	10.6
	Ⅷ	8	6.1
合并狭窄	Ⅰ + Ⅱ	11	11.7
	Ⅶ + Ⅷ	5	5.4

狭窄程度分级（定级）：

本研究纳入的 94 例良性中心气道狭窄患者中，气管镜下所见狭窄程度以中度狭窄最多，共 41 例，占比为 43.6%，见表 18。

表 18　良性中心气道狭窄患者狭窄程度分布

狭窄程度	分级标准	频数	百分比%
	未描述	5	5.3
轻度	≤ 25%	14	14.9
中度	26% ～ 50%	16	17.0
	51% ～ 75%	25	26.6
重度	76% ～ 90%	24	25.5
	91% ～ 99%	3	3.2
完全阻塞	100%	7	7.5
	总计	94	100

病变性质（定性）：94 例患者中，气管镜下所见狭窄部位病变性质主要有瘢痕 31 例（33.0%）、肉芽 19 例（20.2%）、瘢痕＋肉芽 18 例（19.1%）、良性肿物 2 例（2.1%）、结石 2 例（2.1%），其中以瘢痕狭窄最多见。其余性质包括未描述的共 22 例（23.5%）。

舌象信息：患者的舌象按照舌色、舌形、舌苔颜色、薄厚、润燥及舌下络脉进行整理，可得出舌色最多为红色 39 例（41.5%）和暗红色 35 例（37.2%），其次为紫色 8 例（8.5%）。舌形以正常形态最多，71 例（75.5%），胖大舌次之，12 例（12.8%）。舌苔颜色以黄苔最多见，54 例（57.4%），白苔 40 例（42.6%）；薄苔最多，84 例（89.4%），厚苔 2 例（2.1%）；腻苔 91 例（96.8%），燥苔 2 例（2.1%）。舌下络脉迂曲者 17 例（18.1%）。

患者的舌体以舌红形态正常最多，32 例（34.0%），其次为舌暗红 23 例（24.5%）。舌苔以苔薄黄腻最多，46 例（48.9%），其次为苔薄白腻 39 例（41.5%）。

脉象：94 例患者最多见的前 3 种脉象分别是脉弦滑 45 例（47.9%），脉细滑 10 例（10.6%），脉滑 8 例（8.5%）。就单一脉象因素而言，滑脉占比最多，共 76 例（80.8%）。

证候分布：通过统计分析，94 例良性中心气道狭窄患者的证候分布以实证最多，共 77 例（81.9%），虚证共 11 例（11.7%），虚实夹杂证共 6 例（6.4%）。实证当中以痰热阻肺证最多（39.4%），痰浊阻肺证次之（27.7%），痰瘀阻肺最少（14.9%）。虚证以肺阴亏虚证最多（6.4%），肺脾气虚证次之（4.3%），见表 19。

表 19　良性中心气道狭窄患者中医证候分布

证候	频数	百分比（%）
痰热阻肺	37	39.4
痰瘀阻肺	14	14.9
痰浊阻肺	27.6	27.7
肺脾气虚	4.2	4.3
肺肾气虚	1	1.1
肺阴亏虚	6	6.4
肺脾气虚，痰瘀阻肺	1	1.1
肺脾气虚，痰浊阻肺	5	5.3
总计	94	100

同时分析了 45 例医源性气道狭窄（其中气管插管 14 例，气管切开 31 例）的患者使用中药饮片或颗粒剂治疗的情况，疗程＞ 7 日。

本研究共纳入 5 个证型，肺脾气虚为最多的证型，代表方剂为六君子汤加减；痰湿内阻代表方剂为半夏厚朴汤合小柴胡汤加减；痰热内蕴代表方剂为温胆汤加减；肝气郁结代表方剂为四逆散合小柴胡汤加减；痰瘀互结代表方剂为当归芍药散合五苓散加减。

151 味中药按功效主要可分类为 8 类，分别为补虚药、化痰止咳平喘药、清热药、利水渗湿药、解表药、理气药、活血药、化湿药 8 个类别。其中补虚药（23.73%）（气虚类占证候的 26.15%）和化痰止咳平喘药（18.30%）所占累计频次药物比例最大。取使用频次不小于 5 次的 38 味药物性味归经分布显示，药物四气以温性（44.74%）和寒性（36.84%）为主；药物五味统计频次 54 次，以甘味（38.89%）、苦味（31.48%）、辛味（25.93%）为主；归经总频次为 99 次，以归肺经为最多（24.24%）。将前 30 味高频药物纳入分析，使用频数排位前 8 名的依次是半夏、茯苓、甘草、黄芩、柴胡、生姜、白术、陈皮，聚类结果见表 20。

表 20　高频药物聚类结果

聚类	药物					
聚类一	泽泻	猪苓	厚朴	川芎	当归	桂枝
	大枣	生姜	赤芍	党参	白术	牡蛎
聚类二	柴胡	黄芩	半夏			
聚类三	陈皮	茯苓	甘草			
聚类四	麦冬	五味子				
	苦杏仁	薏苡仁	桔梗	金银花	浙贝母	

借助 SPSS Modeler 18.0 软件 web 节点构建 47 味高频药物的关联网状图中可以看出半夏、甘草、茯苓、柴胡、黄芩关系密切（图 22）。

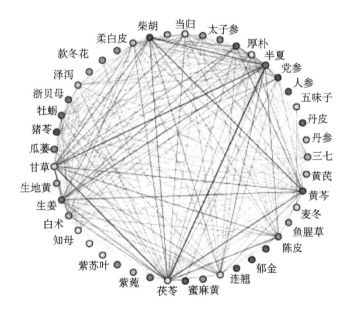

图 22　高频药物的关联网状图（见彩插 11）

介入治疗方法：在 94 例患者使用的介入方法中，热消融、冷冻、扩张均有应用，采用热消融中激光的患者共 25 例（26.6%）、氩气刀 9 例（9.6%）、高频电刀 13 例（13.8%）；应用冷冻治疗的患者共 56 例（59.6%），均为二氧化碳冷冻治疗；采用扩张疗法的患者中，硬质扩张共 16 例（17.0%）、球囊扩张 24 例（25.5%）、支架置入 7 例（7.4%）；1 例（1.1%）光动力治疗；有 15 例（16.0%）患者未使用以上介入方法，单纯进行镜下探查。有些患者可能使用了两种以上的方法。

表 21　高频药物聚类结果

证候		频数	百分比（%）
热消融	激光	25	26.6
	氩气刀	9	9.6
	高频电刀	13	13.8
冷冻		56	59.6
扩张	硬质扩张	16	17.0
	球囊扩张	24	25.5
	支架置入	7	7.4
其他	光动力	1	1.1
	无处理	15	16.0

参考文献

1. 中华医学会呼吸病学分会. 良性中心气道狭窄经支气管镜介入诊治专家共识. 中华结核和呼吸杂志，2017，40（6）：408-418.

2. 蔡志刚. 低氧诱导因子 -1α 在良性气管狭窄患者瘢痕形成中的作用及机制研究. 石家庄：河北医科大学，2015.

3. 黄笑娟，周红梅，王茵梦，等. 气管镜介入治疗对良性气道狭窄患者的疗效及狭窄程度、气促评分的影响. 中国现代医生，2020，58（9）：48-51.

4. 涂力，汤洁，刘湘泸，等. 支气管镜下介入方法联合治疗良性中心气道狭窄. 中国微创外科杂志，2018，18（9）：806-809，813.

5. 宋润旭，周颖，第伍丹琲，等. 中央气道良性狭窄介入治疗进展概况. 临床肺科杂志，2017，22（5）：923-926.

6. ANGULA L N，TENG Y，SUN L，et al. Otoendoscope combined with ablation electrodes for treatment of benign tracheal stenosis caused by granulation tissue hyperplasia after tracheotomy. Pan Afr Med J，2020，36：382.

7. 程锴，杨景锋，陈丽名，等.《伤寒论》五苓散证的再辨析. 中医药导报，2021，27（11）：158-161.

8. 黄茂，魏鹏草，武维屏. 武维屏教授从肝论治咳嗽变异性哮喘六法. 天津中医药，2020，37（9）：1005-1008.

9. 郑佳昆，李政翰，马晨曦，等. 武维屏运用柴胡治疗咳嗽经验探析. 辽宁中医杂志，2021，48（2）：51-53

10. 陈明. 六经"开、阖、枢"解读. 北京中医药大学学报，2021，44（9）：789-795.

（张晶　任传云　张立山　乜炜成　程淼　王明哲

刘言　王洪武）

成人新型冠状病毒感染的中医诊疗策略

      自 2019 年末新型冠状病毒（coronavirus disease 2019，COVID-19）疫情出现以来已逾 3 年，给全球人民及社会经济带来了巨大影响。2022 年 12 月以来，社会面新冠感染患者持续增加。当前全球流行的各种毒株包括 BA.2、BA.5、BQ.1、XBB 均为奥密克戎变异株的亚分支。奥密克戎变异株最早于 2021 年 11 月 9 日在南非首次检测到，2021 年 11 月 26 日，世界卫生组织将其定义为第五种"需要关注的变异株"（VOC），取名希腊字母 Omicron（奥密克戎）变异株，此后迅速在全球蔓延，2022 年 4 月已经全面取代德尔塔变异株，并流行至今。我国本轮新冠疫情暴发的主要变异株为 BA.5 的亚分支 BA.5.2 和 BF.7 为主，有强大的免疫逃逸能力。

      众所周知，中医药在新冠病毒阻击战中发挥了重要作用。东直门医院呼吸病中心组织全中心骨干及相关专家就成人新型冠状病毒感染的中医认识进行讨论并总结经验，结合国家卫健委最新版指南，制定成人新型冠状病毒感染中医诊疗参考方案，供广大同道参考。

60. 诊断

符合国家卫健委发布的《新型冠状病毒感染诊疗方案（试行第十版）》(简称方案)中新型冠状病毒感染相关诊断标准：

（1）临床症状表现为发热、咳嗽、咯痰、乏力、胸闷、喘促、鼻塞、流涕、咽痛、嗅觉 / 味觉减退或丧失、结膜炎、肌痛和腹泻等。

（2）影像学表现为多发小斑片影及间质改变，以肺外带明显，进而发展为双肺多发磨玻璃影，浸润影，严重者可出现肺实变，胸腔积液少见。

（3）具有以下 1 种或以上病原学，血清学检查结果：①新冠病毒核酸检测阳性；②新冠病毒抗原检测阳性；③新冠病毒分离，培养阳性；④恢复期新冠病毒特异性 IgG 抗体水平为急性期 4 倍或以上升高。

61. 分型

新方案将新冠病毒感染患者分为轻型、中型、重型及危重型。

（1）轻型

以上呼吸道感染为主，如咽干、咽痛、发热、咳嗽。

（2）中型

持续高热＞3天或（和）咳嗽，气促等，但呼吸频率（RR）＜30次/分，静息状态下吸空气时指氧饱和度（SpO_2）＞93%。影像学可见特征性新冠病毒感染肺炎表现。

（3）重型

成人符合下列任何一条且不能以新冠病毒感染以外其他原因解释：①出现气促，RR≥30次/分；②静息状态下，吸空气时SpO_2≤93%；③动脉血氧分压（PaO_2）/吸氧浓度（FiO_2）≤300 mmHg（1 mmHg=0.133 kPa）；④临床症状进行性加重，肺部影像学显示24～48小时内病灶明显进展＞50%者。

（4）危重型

符合以下情况之一者：①出现呼吸衰竭，且需要机械通气；②出现休克；③合并其他器官功能衰竭需ICU监护治疗。

北京中医药大学东直门医院呼吸病中心于2022年12月启动了《新型冠状病毒感染者临床症状及中医证候调查》临床研究，纳入2022年12月9日至2022年12月31日，北京、河北及山东等地区新冠核酸检测阳性或自检抗原阳性的成人患者，所有患者均符合国家卫健委发布的《新型冠状病毒肺炎诊疗方案（试行第九版）》中轻型患者相关临床表现，且影像学未见肺炎表现。排除合并其他脏器严重疾病失代偿期患者（如慢性心衰失代偿期、慢性肾脏病失代偿期、恶性肿瘤终末期等）、妊娠期及哺乳期妇女及无法完成问卷调查者。参考《新型冠状病毒肺炎诊疗方案（试行第九版）》中相关论述及既往研究，经我院 3 名以上正高职称专家论证后，完成问卷设计。调查内容包括：①年龄、性别、职业等人口学信息；②既往病史；③发病时间及既往用药情况；④视觉模拟评分法（visual analogue scale，VAS）对整体不适症状进行评分，统计发热、恶寒、头痛、肌肉酸痛、头昏沉、乏力、咽痛、咳嗽、流涕、咳痰颜色及质地、口渴、胸闷憋气、气喘、腹痛胃肠不适、心慌、烦躁失眠、味觉减退、嗅觉减退、二便情况等 20 项主要不适症状及体征。中医证素判定参照《中医诊断学》相关论述记载。

结果显示，共有 196 名受试者纳入研究，其中男性 74 名，女性 122 名，平均年龄为（39.7±12.6）岁，中位年龄为 36 岁。纳入患者中 43.88% 为医务工作者及医疗后勤保障人员，其次多见职业为办公室职员、公务员及退休人员。合并基础疾病方面，66.33% 受试者既往体健，多见合并慢性疾病包括过敏性鼻炎、高血压、肿瘤疾病、冠心病、糖尿病、哮喘及慢性胃炎。纳入患者中超过 8 成患者采用了纯中医治疗（36.73%）或中西医结合治疗（44.39%），高频使用药物包括连花清瘟颗粒/胶囊、布洛芬、对乙酰氨基酚、感冒清热颗粒、复方中药汤剂/颗粒剂、金花清感颗粒等，70.4% 受试者在接受治疗后症状缓解，但也有 7.14% 受试者未接受药物治疗。

采用 VAS 评分法对患者不适症状进行总体评分，结果显示随病程延长，患者不适程度评分呈阶梯波浪式下降，至第 7 天不适症状较发病初期已缓解一半。本次新冠感染不同时间节点出现的症状极具特点，结果显示，60%～80%患者发病早期（1～3天）主要表现为发热、恶寒、头痛、肌肉关节酸痛，符合《伤寒论》所言"太阳之为病，脉浮，头项强痛而恶寒"，"太阳病，或已发热，或未发热，必恶寒，体痛…名为伤寒"，"太阳病，头痛发热，身疼腰痛，骨节疼痛"等太阳伤寒表现，随病程进展，在发病第5天存在发热、恶寒等伤寒表证表现的患者比例降至20%以下。发病后期（5～7天）咳嗽、胸闷、咯痰比例增加，提示邪气由卫表入于肺脏，肺气上逆、气机不利而致咳嗽、胸闷，肺不布津而见咯痰。值得注意的是，本次奥密克戎感染非一般的流行性感冒，在发病第7天仍有89.4%受试者存在咳嗽症状，且部分患者可迁延数周不愈。发病中期（3～5天）患者出现咽痛比例增加（66.67%～76.92%），且发病中后期（3～7天）近半数患者出现痰少质黏难咯出，提示寒邪入里化热，伤津化燥。此外，发病后期（5～7天）还存在湿邪作祟，随病情进展，患者大便情况由发病初期（1～3天）的秘结费力逐步向发病后期（5～7天）的黏腻不成形粘马桶转化，后期可有超过半数患者大便溏黏；此外，约有20%受试者在发病全程存在胃肠道不适症状，超过70%患者在发病后期存在乏力情况，均提示与中医脾虚湿困相关。

本次奥密克戎感染的寒热属性是学界争议较大的话题，有学者认为本次疫情以寒疫为主，亦有学者持湿热之论。本研究基于患者临床症状，审证求因，认为发病初期主要病机为寒疫束表，中期可出现寒邪入里化热（寒包火），后期正气不足、脾虚湿困之象渐为凸显。

62. 中医诊疗方案

住院治疗

可依据患者分型及分期，进行辨证论治。

（1）中型/重型

①寒饮郁肺

临床表现：咳嗽，咯白痰清稀，胸闷，气喘，或见怕冷，大便溏黏，舌淡胖大，边齿痕，苔白或白腻，脉弦。

辨证要点：咳嗽，痰白清稀，舌淡胖不红，脉弦。

处方：小青龙汤合小柴胡汤。

②湿热蕴肺

临床表现：咳嗽，咯黄痰或白黏痰，胸闷，息热，口黏口苦，或见大便溏黏臭秽，舌胖红，苔黄腻，脉滑。

辨证要点：咳嗽，咯黄痰或白黏痰，舌红，苔黄腻，脉滑。

处方：甘露消毒丹。

③气阴两虚

临床表现：咳嗽，痰少，气短，喘促，神疲乏力，心悸，口干，纳呆，舌红苔少，脉细软。

辨证要点：咳嗽，气短，神疲乏力，口干，舌红苔少，脉细软。

处方：麦味五参汤。

（2）危重型

①痰热内蕴，腑实内结

临床表现：发热，神昏，烦躁，喘促，机械通气辅助呼吸，黄痰量多，腹胀，腹痛拒按，大便不通，舌紫暗，可见瘀斑，苔黄腻或黄厚腻，脉沉滑有力。

处方：《千金》苇茎汤，小陷胸汤合宣白承气汤。

辨证要点：烦躁，黄痰量多，腹胀腹痛，大便不通，舌苔黄腻或黄厚腻，脉沉滑有力。

②元气衰败，阳气暴脱

临床表现：神昏，四末不温，周身湿冷，汗出如油，或伴腹泻，舌暗淡，苔白腻，脉沉弱无力。

辨证要点：神昏，四末不温，舌淡，脉沉弱无力。

处方：四逆汤。

门诊治疗

（1）以发热为主症

①风寒犯卫

临床表现：发热，恶寒，身痛，头痛，肌肉关节酸痛，咳嗽，鼻塞，乏力，舌红苔薄白，脉浮紧。

辨证要点：发热，恶寒，身痛，舌红苔薄白，脉浮紧。

处方：荆防败毒散合小柴胡汤。

②风热犯肺

临床表现：发热，咽痛，咳嗽，咯黄痰，咽干，口渴，鼻塞，黄涕，舌红苔薄黄，脉浮数。

辨证要点：发热，咽痛，口渴，舌红苔薄黄，脉浮数。

处方：抗感热痛方（东直门医院新冠协定方）。

（2）以咳嗽为主症

①寒饮郁肺

临床表现：咳嗽，咽痒，咯痰色白，难咯出，舌淡胖，苔薄白腻水滑，脉弦。

辨证要点：咽痒咳嗽，舌淡胖苔白水滑，脉弦。

处方：六味柴胡汤合止嗽散。

②湿热内蕴

临床表现：咳嗽，咯痰色黄质黏，口苦，口黏，咽部异物感，乏力，舌胖红，苔黄腻，脉滑。

辨证要点：咳嗽，咯痰色黄质黏，舌红苔黄腻，脉滑。

处方：甘露消毒丹合麻杏苡甘汤。

③肺燥津伤

临床表现：干咳，少痰，痰粘，口咽干燥，鼻干，舌红，苔薄黄少津，脉细。

辨证要点：干咳，少痰，口干，舌红，苔薄黄少津，脉细。

处方：桑杏汤或养阴清肺口服液。

康复期治疗

当新型冠状病毒感染者满足以下标准中任意一条且其他症状明显好转时，即已进入恢复期：①连续 2 次核酸检测阴性，Ct 值均≥ 35；②连续 3 天开展抗原检测结果均为阴性；③居家隔离满 7 天时，未使用退烧药情况下，发热症状消退超过 24 小时；④肺炎患者急性呼吸困难症状缓解，肺部影像学显示急性渗出性病变明显改善，生命体征平稳，没有需要进一步处理的并发症，已达到出院指征。

研究显示，约有 60% 的新冠感染者核酸转阴后仍存在乏力、呼吸困难、记忆力减退、反应迟钝等后遗症状，甚至可持续长达 2 年或更久。因此，开展新冠感染后康复期治疗就重要意义，下就主要康复治疗策略阐述如下。

（1）运动康复

新冠肺炎患者感染后多有疲劳、乏力等后遗症状，不建议进行对抗性运动、长跑等剧烈活动，避免诱发急性心脑血管事件。

中医认为，疾病恢复期尚处于余邪未尽状态，尽快恢复人体正常之气血循行为治疗要务，建议恢复期患者尽早进行运动康复治疗，对于高龄、高危或由 ICU 等监护病房转出新冠肺炎患者，可先卧床进行肌力锻炼，逐步过渡以恢复日常生活能力；对于低危、普通型新冠肺炎患者，可选用太极拳、五禽戏等传统中医功法进行锻炼，需注意锻炼强度应循序渐进，避免过度劳累，同时注意保暖，避免因体质虚弱而外感风寒诱发病情加重或复发。

（2）营养支持

中医认为，本次奥密克戎感染与湿邪关系密切，建议新冠肺炎患者日常饮食应注意温食，避免进食生冷之品，可摄入猪肉、鱼肉、鸡蛋等富含蛋白质的食物，亦可服用芡实山药粥健运脾胃，运化痰湿。合并糖尿病患者进行食疗时应注意血糖控制。此外，中医认为热病后期，"食肉则复，多食则遗"，强调疾病恢复期应饮食合理搭配，避免暴饮暴食，尤其不应过早食用油腻之品。

（3）情志调节

部分患者新冠感染后存在焦虑、抑郁等心境障碍，建议患者进行日常社交活动，与亲人，朋友共情，可通过参加互助会、茶话会等方式缓解不良心境，或采用聆听古典音乐、欣赏美术画作等方法。还可练习八段锦、六字诀等传统中医功法配合呼吸吐纳方法，以达调神养形之功效。

（4）中药干预

①气阴两虚

临床表现：咳嗽，气短乏力，痰少质黏，口干咽燥，渴欲饮水，心悸，失眠，纳食量少，食欲不振，舌暗红苔少，脉细。

辨证要点：咳嗽，气短乏力，口干，舌红苔少，脉细。

处方：竹叶石膏汤合生脉散。

②肺脾气虚

临床表现：咳喘无力，痰白量多易咳，乏力，纳呆腹胀，痞满，大便溏薄，无力，舌淡胖，边齿痕，苔薄白，脉濡。

辨证要点：咳喘，痰白量多，乏力，纳呆腹胀，舌淡胖，脉濡。

处方：六君子汤。

③正虚邪恋

临床表现：乏力，气短，咳嗽，痰黏难咯，渴欲饮水，纳呆，舌红苔薄腻，脉滑。

辨证要点：乏力，咳嗽，痰黏，纳呆，舌红苔薄腻，脉滑。

处方：抗感善后方（东直门医院新冠协定方）。

（5）针刺治疗

（6）艾灸治疗

（7）耳针疗法

（8）按摩推拿治疗

（9）穴位贴敷治疗

（吕明圣　班承钧　张立山　关秋红　任传云　邹珩　程淼

吴华阳　武维屏　姜良铎　曾金生　王洪武）

出版者后记

Postscript

　　科学技术文献出版社自 1973 年成立即开始出版医学图书，50 余年来，医学图书的内容和出版形式都发生了很大的变化，这些无一不与医学的发展和进步相关。《中国医学临床百家》从 2016 年策划至今，感谢 700 余位权威专家对每本书、每个细节的精雕细琢，现已出版作品近 300 种。2018 年，丛书全面展开学科总主编制，由各个学科权威专家指导本学科相关出版工作，我们以饱满的热情迎来了《中国医学临床百家》丛书各个分卷的诞生，也期待着《中国医学临床百家》丛书的出版工作更加科学与规范。

　　近几年，中国的临床医学有了很大的发展，在国际医学领域也开始崭露头角。以首都医科大学附属北京天坛医院牵头的CHANCE 研究成果改写美国脑血管病二级预防指南为标志，中国一批临床专家的科研成果正在走向世界。但是，这些权威临床专家的科研成果多数首先发表在国外期刊上，之后才在国内期刊、会议中展现。如果出版专著，又为多人合著，专家个人的观点和成果精华被稀释。为改变这种零落的展现方式，作为科技部主管、中国科学技术信息研究所主办的中央级综合性科技出版机构，我们有责任为中国的临床医师提供一个系统展示临床研究成果的舞台。为此，我们策划出版了这套高端医学专著——《中国医学临床百家》丛书。

"百家"既指临床各学科的权威专家，也取百家争鸣之义。

丛书中每一本书阐述一种疾病的最新研究成果和专家观点，按年度持续出版，强调医学知识的权威性和时效性，以期细致、连续、全面展示我国临床医学的发展历程。与其他医学专著相比，本丛书具有出版周期短、持续性强、主题突出、内容精练、阅读体验佳等特点。在图书出版的同时，同步通过万方数据库等互联网平台进入全国的医院，让各级临床医师和医学科研人员通过数据库检索到专家观点，并能迅速在临床实践中得以应用。

在与作者沟通过程中，他们对丛书出版的高度认可给了我们坚定的信心。北京协和医院邱贵兴院士说"这个项目是出版界的创新……项目持续开展下去，对促进中国临床学科的发展能起到很大作用"。北京大学第一医院霍勇教授认为"百家丛书很有意义"。我们感谢这么多临床专家积极参与本丛书的写作，他们在深夜里的奋笔，感动着我们，鼓舞着我们，这是对本丛书的巨大支持，也是对我们出版工作的肯定，我们由衷地感谢作者的支持与付出！

在传统媒体与新兴媒体相融合的今天，打造好这套在互联网时代出版与传播的高端医学专著，为临床科研成果的快速转化服务，为中国临床医学的创新和临床医师诊疗水平的提升服务，我们一直在努力！

科学技术文献出版社

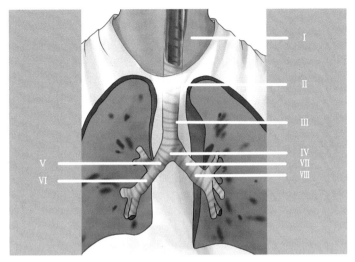

彩插 1　中央型气道的八分区（见正文第 040 页）

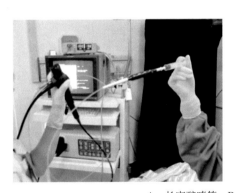
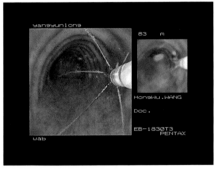

A：长麻醉喷管；B：气管内喷淋给药

彩插 2　改进的局部麻醉方法（见正文第 060 页）

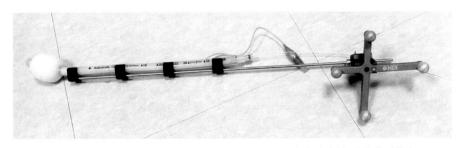

彩插 3　胸腔光动力治疗棒：光纤和光弥散器。治疗棒连接到跟踪刚体上

（见正文第 087 页）

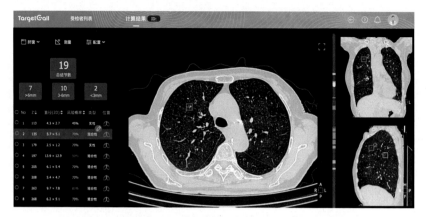

彩插 4　截取 ROI，进行模块分析（见正文第 104 页）

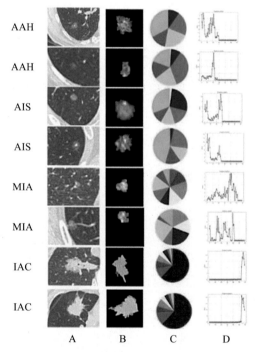

彩插 5　肺结节模块分析（见正文第 105 页）